主 编

章晓燕 张 莉 朱云霞

U0279277

老年人关注的 100 个健康问题

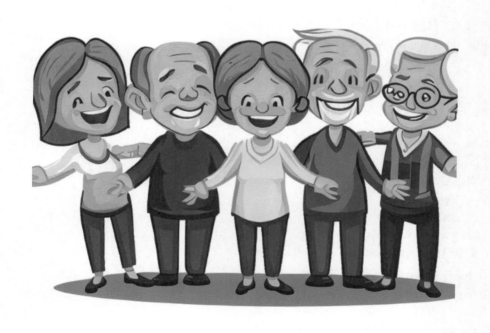

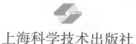

上海科学技术出版社

图书在版编目（ＣＩＰ）数据

老年人关注的100个健康问题 / 章晓燕，张莉，朱云霞主编. -- 上海 ：上海科学技术出版社，2024.1
ISBN 978-7-5478-6371-8

Ⅰ. ①老… Ⅱ. ①章… ②张… ③朱… Ⅲ. ①老年人－保健－问题解答 Ⅳ. ①R161.7-44

中国国家版本馆CIP数据核字(2023)第201369号

老年人关注的 100 个健康问题
主编　章晓燕　张　莉　朱云霞

上海世纪出版（集团）有限公司
上海 科 学 技 术 出 版 社　出版、发行
（上海市闵行区号景路 159 弄 A 座 9F-10F）
邮政编码 201101　www.sstp.cn
江阴金马印刷有限公司印刷
开本 787 × 1092　1/16　印张 19.75
字数：200 千字
2024 年 1 月第 1 版　2024 年 1 月第 1 次印刷
ISBN 978-7-5478-6371-8/R·2865
定价：48.00 元

内容提要

　　为满足广大老年朋友的健康诊疗需求，上海市第六人民医院老年病科的医生们将日常工作中经常被问到的老年朋友关注的100个健康问题汇总成书。根据问题内容，全书分为"健康常识""健康生活"和"疾病防治"三篇，结合最新的医学研究进展，用老年朋友看得懂、接地气的语言，讲述怎么吃、怎么动，如何治病、如何防病。同时，为了方便老年朋友阅读，书中还设置若干关键词，老年朋友既可以按顺序阅读，也可以根据自己关心的问题，通过关键词快速查阅。

　　希望本书能为老年朋友答疑解惑，成为生活中的健康好帮手！

编者名单

主　编

章晓燕　张　莉　朱云霞

编　者

屠友谊　陶　钧　赵　喆　金　俊
徐　俊　李　丁　陆　燕

绘　图

张　莉

前　言

　　中国是世界上老年人口最多的国家，也是人口老龄化发展速度最快的国家之一。2021年5月公布的全国第七次人口普查数据表明，我国60岁以上老年人口高达2.6亿，占总人口的比例从2009年的12.5%上升到18.7%，其中65岁及以上人口比例达到13.5%。另一方面，虽然我国目前人口的平均预期寿命已经达到77岁，但是健康预期寿命只有68.7岁，因此，我们不仅要解决如何"活得长"的问题，更要解决如何"活得好"的问题。

　　近年来，老年医学越来越得到重视，其视角从器官疾病上升到个体功能维护、多种慢性病健康问题的管理。老年医学研究旨在支持老年人生活自理，提高他们及家人的生活质量，延长健康预期寿命。

　　老年朋友面对随着年龄增长带来的健康问题经常会感到困惑，而若自行上网查询，则会发现网上的答案鱼龙混杂，亟须专业的医务人员来给予科学、确切的解答。本书编者都是长期从事临床一线工作的老年病科医生，回答老年朋友的健康问题是其日常工作之一，编者将一些常常被问到的具有普遍性的健康问题汇总成书，以期服务更多的老年朋友。

　　本书共分为三篇：①"健康常识"篇，是针对一些医学常识问题的解答，例如，老年人健康的标准是什么？老年脑就是痴呆吗？对这些问题的了解，可以提升老年朋友的医学素养，避免把衰老当成疾病看待。②"健康生活"篇，是对老年朋友生活方式的指导，例如，我们纠正了老年人的一些营养认识误区，告诉老年朋友应该吃什么、怎么吃，疾病状态下又应该如何补充营养等。③"疾病防治"篇，解答老年人常见疾病的一些共性问题，涵盖了全身多系统的常见疾病。

　　虽然当今医学尚不能实现逆转衰老，但是我们可以通过医学科普知识的学习，选择健康的生活方式，早期发现疾病、及时诊治疾病，从而延缓衰老，延长健康预期寿命。

编　者

2023 年 6 月

目 录

疾病防治　　　　　　　　　　　　　　　　　　　　131

健康常识

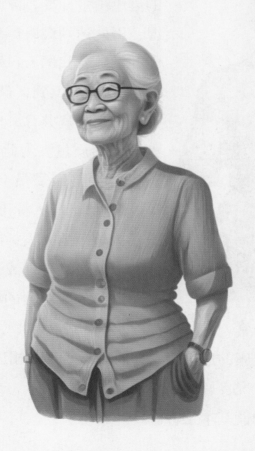

1 老年人健康的标准是什么

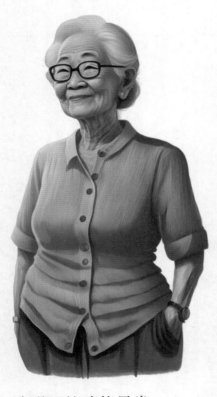

健康老年人应该是什么样子的？是不是只要有病就不算健康？按传统的健康衡量标准，健康是一种理想状况，因此达到健康标准的老年人寥寥无几。随着我国人口寿命的延长，人们越来越认识到，健康不是没有疾病，而是与病共存，但仍然能保持较好的生活质量。为此，2022 年 11 月，国家卫生健康委员会发布了最新的《中国健康老年人标准》，规定了中国老年人健康的九大标准：

（1）生活自理或基本自理。

（2）重要脏器的增龄性改变未导致明显的功能异常。

（3）影响健康的危险因素控制在与其年龄相适应的范围内。

（4）营养状况良好。

（5）认知功能基本正常。

（6）乐观积极，自我满意。

（7）具有一定的健康素养，保持良好的生活方式。

（8）积极参与家庭和社会活动。

（9）社会适应能力良好。

日常生活能力的维持对于生命质量具有重要意义。"生活自理或基本自理"排在老年人健康标准的首位，这意味着社会观念的转变，即我们不仅追求生命的长度，更追求生命的宽度，也就是生命的质量。生活自理或基本自理是生命质量的重要保障。人的日常功能分为两大类：一类是日常生活能力，包括自己吃饭、刷牙、洗澡、洗衣服等；另一类是应用工具的能力，包括乘车、打电话、理财等。有些老年人使用工具的能力可能有所下降，但是日常生活能力没有影响，生活质量还是可以保障的。

新标准指引我们，正确面对衰老，不必把衰老当病治，只要重要脏器功能正常，仍然是健康状态。增龄是一种自然现象，犹如大自然中草木枯荣，不必害怕衰老，正如余秋雨先生书中所写："没有皱纹的祖母是可怕的，没有白发的老者是让人遗憾的。"皱纹和白发是岁月给予人的积淀与荣耀！人体的心、肝、脾、肺、肾也和皮肤、毛发一样，也会衰老。不能和青年人比，只要没有明显的功能异常，就是健康！

高血压、高血糖、高血脂、高尿酸都是目前公认的影响健康的危险因素。需要通过生活方式调整联合药物治疗积极干预，才能阻断心脑血管事件链的进展，从而阻断重大疾病的发生。上述的危险因素都可经药物治疗，而且可以通过检测明确其水平，因此，有上述危险因素的老年人必须规律服药，定期复查。老年人危险因素的管理不是"一刀切"，具体的控制标准需要结合年龄、疾病状态综合考虑，在本书的"疾病防治"篇中我们会有所涉及。

营养是健康的基石。由于老年人的消化系统功能衰退，对食物的消化吸收能力下降，而且存在"合成代谢抵抗"，所以，摄入的营养物质往往不能充分消化、吸收利用。有些老年人由于糖尿病等慢性疾病而过度控制饮食，反而造成了营养不良。为此，本书专门在"健康生活"篇中来讲述老年人的营养问题。

由于脑衰老，老年人的记忆力有所衰退，但是只要不影响正常生活，还是可以认为其认知功能是基本正常的。不放心的老年朋友可以到医疗机构的记忆门诊去做认知测试，届时会有量化的具体分数。老年人可以定期检测，观察认知功能的变化情况。

衰老的不仅是身体，还可能是心理。生物学衰老可以延缓，但是再先进的医学也无法阻止心理的衰老。俗话说"笑一笑，十年少"，保持乐观积极的心态对老年人的健康至关重要。

世界卫生组织这样描述健康和寿命的影响因素：生活方式占60%，遗传因素占15%，环境因素占17%，医疗条件占8%。生活方式对于健康的影响是非常关键的，无论什么时候，开启健康的生活方式都不晚！

我们鼓励老年人走出去，积极参加社会活动，尤其是团体活动，这对于老年人的身心健康有好处。时代的变迁是飞速的，老年人应积极融入社会。时代日新月异，老年人若不能与时俱进，就会加速衰老。我们有位患者，是著名画家，年老后拿不动画笔了，她就去学习用iPad画画，依然画出了栩栩如生的电子画，令人啧啧称奇，这位老人因此也能继续享受绘画的乐趣！所以，老年人要勇于接受新鲜事物，增强自己的社会适应性。

简而言之，健康的标准就是身体好、心理好、社会适应性好。每个老年朋友都要调整心态，做"三好学生"。长寿时代，人均百岁不是梦！

 **小贴士**

2023年2月16日，美国公布了总统拜登的最新体检报告，80岁的拜登患有心房颤动、血脂异常、胃食管反流、季节性过敏、双足周围神经轻度感觉异常等多种慢性疾病，甚至多年前还曾患有皮肤癌（已手术）。但是在积极治疗下，所有的疾病都控制得很好，医疗机构给出的结论是，他具备继续履职的能力。所以，与病共存的老年人依然可以是健康的老年人！

（章晓燕）

2　衰老是病吗

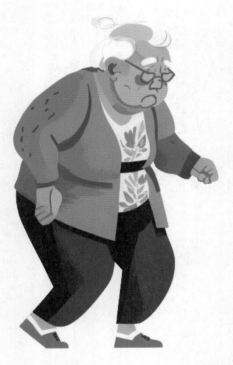

　　衰老是人类难以避免的自然过程，器官功能逐渐下降，心血管疾病、肿瘤和神经退行性疾病等逐渐高发。虽然衰老和衰弱仅一字之差，但是，"衰老"（或者称为"老化"）是一种生理现象，目前未将它视为疾病；而"衰弱"是诊断名称，是一种疾病，需要治疗。每个老年人力争的目标应该是"老而不衰"。

　　衰老的特征是分子、细胞、组织和器官水平上的功能进行性下降。衰老不可避免，人体的每个器官都会衰老，但衰老并不是一个同质过程，一个人不同器官的老化速率不同，受多种因素影响。通常来讲，20岁，大脑和肺就开始衰老了；25岁，皮肤开始衰老，这也是提倡女性年轻时就需要开始护肤的理论基础；生殖系统大约在35岁开始衰老，因此为保证母婴健康，高龄孕妇需要检测的指标更多；40岁，心脏、眼睛、牙齿开始衰老；50岁，肾脏、前列腺开始衰老；60岁，胃肠、耳朵开始衰老；70岁，肝脏开始衰老。

由于营养和卫生条件的改善，以及医疗水平的提高，人类的寿命在不断延长。我国人口的平均预期寿命已经达到77岁。尤其在北京、上海这种老龄化程度高、医疗条件相对较好的大城市，八九十岁的高龄老人比比皆是，很多老年人生活质量颇高，不仅生活自理，而且还是社会活动的积极参与者。于是，我们开始"膨胀"了，一时之间，大家都觉得老龄化社会似乎也没那么恐怖。结果往往是一场小感冒，让我们瞬间认识到老年人的"脆弱"，感冒可以引发肺炎、心力衰竭，甚至多脏器功能衰竭，尤其是合并基础疾病的老年人，更容易发生。平常看似活蹦乱跳的他们原来在感染面前竟然是如地不堪一击。因为这些老人很多是衰弱状态，不是单纯的衰老。

"衰弱"是一种表现为躯体储备功能下降、容易发生不良健康结局的老年综合征。其核心是老年人的生理储备功能下降，外界较小的刺激即可引起负性临床事件，往往发生在高龄、同时存在多种疾病及慢性病晚期的老年人。打个比方，年轻人好比一个好的皮球，你拍它一下，给它一个打击，它可以反弹回起始的高度，但是一个橡胶老化的皮球，拍它一下，它就再也无法弹回原来的高度了。研究表明，社区老年人中衰弱的患病率为4.0%~59.1%，衰弱前期的患病率为18.7%~53.1%，之所以数值范围波动较大，是因为衰弱的诊断标准尚未完全统一。国际上，Fried标准使用最广泛。以下指标若有≥3个，可诊断为衰弱：体重减轻、握力下降、疲劳感、步速减慢和低体力活动水平。当然，每一个指标的具体条目都有明确的诊断界值，要到专业医疗机构才能明确诊断。

衰弱可以导致身体各个系统功能障碍，如出现活动能力下降、体位性低血压、便秘、尿失禁、尿潴留、电解质紊乱等。老年人一旦发生衰弱，再出现任何一种应激事件（如感染、外伤、手术、亲人离世等），均会置他们于"危险之地"，甚至导致死亡。但是，衰弱是一个动态过程，早期是可逆的，在衰弱早期干预是有益的。因此，有必要明确衰弱的危险因素，识别衰弱的高危者，积极干预。所以，我们建议老年人群定期进行衰弱筛查，早发现、早干预，可以逆转或延缓老年人进入失能状态。

 小贴士

如何区分衰老和衰弱非常重要。当老年患者最初出现相关症状时，仅仅归因为"老了"，可能会延误最佳治疗时机。现在很多医院开设了衰弱专病门诊，老年朋友可以去进行一系列评估，明确自己究竟是衰老还是衰弱。

（章晓燕）

? 3 有治疗衰老的药物吗

　　目前抗衰老药物多处于研发或者临床验证阶段，尚无官方批准的抗衰老药物。

　　现代医学研究已经证实衰老可以干预。其中里程碑事件是，1939年研究发现限制热量摄入可延长小鼠和大鼠的寿命，首次证明衰老过程是可塑的。随着科学家对衰老了解的深入，延缓衰老

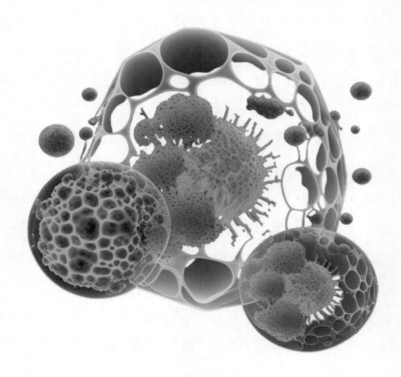

不再遥不可及。目前研究表明：首先，控制衰老的基因非常多，这意味着，通过人为方式干预衰老的空间很大；其次，控制衰老的基因高度保守，这就提示在动物实验中延长寿命的药物对人类可能同样适用。

多种针对衰老开发的药物，已被证实可以延长小鼠寿命。正在进行人体临床试验的有5种药物：二甲双胍、雷帕霉素类似物、衰老细胞清除剂、sirtuin激活剂、NAD^+前体）。其中，限制热量（特别是干预mTORC1信号通路）和衰老细胞清除剂，是最有前景的两种抗衰老策略。2023年5月，国际著名期刊《科学》发表论文，科学家研究证实饥饿感本身就足以延缓衰老，饥饿会促使大脑表观基因组发生变化，影响基因表达，从而影响摄食行为和衰老。中年朋友可以考虑控制饮食抗衰老，但对于老年人，我们不主张限制热量，当然也不主张保持饥饿感。所以，下文主要向大家介绍衰老细胞及衰老细胞清除剂。

"To be or not to be，it's a question"是莎士比亚著名戏剧《哈姆雷特》中的一句台词，许多著名的翻译家有过精彩的翻译，但今天我们只取它表面的意思：活着还是死亡，这是个问题。引用这句话，我们想说明的是，在人们的心目中，生存或者死亡，这是两种截然相反的状态。但是您知道吗，在人体内还存在着这样一种细胞，它既不生也不死，有人把它称为"僵尸细胞"，这就是衰老细胞。

208年，曹操在他的名篇《龟虽寿》中开篇即言："神龟虽寿，犹有竟时。"这反映了人们很早就认识到死亡是不可违背的自然规律。人类也在不断探求导致衰老及死亡的原因。1881年，著名的演化生物学家奥古斯特·魏斯曼（August Weismann）在《生命不息》（*The Duration of Life*）一文中指出："人类之所以会死亡，原因在于耗竭的组织无法永久自我更新，细胞的分裂能力也有极限。"但这在当时只是一种猜想，并没有得到证实。直到1961年，美国斯坦福大学医学院列纳德·海弗利克（Leonard Hayflick）教授发现，即使给予细胞生长最适宜的条件，正常人类胎儿来源的二倍体成纤维细胞在体外培养时也只能分裂有限次（50±10次），之后细胞周期进入了一种"不可逆"的停滞状态。基于此种现象，海弗利克教授首次提出了细胞衰老的概念。随后的研究发现，除了增龄外，受伤或者疾病都可以使正常细胞变成衰老细胞。1965年，科学家确认细胞衰老导致的组织修复能力衰竭是器官衰老的原因。随着衰老生物标志物的确认，2004年在很多老年的灵长类和啮齿类动物中发现了衰老细胞，从此开启了衰老细胞研究的热潮。

虽然说人体的免疫细胞也会清除衰老细胞，但是对于老年人来说，由于这种清除作用下降，使得体内衰老细胞积累，从而导致衰老相关疾病的发生。美国梅奥诊所衰老研究所的柯克兰（Kirkland）教授等发现了达沙替尼+槲皮素可以清除体内的衰老细胞，因此将这类作用的药物命名为衰老细胞清除剂（senolytics）。衰老细胞清除剂可以在人体内有效地识别健康细胞与衰老细胞，并且有效地清除衰老细胞，让机体重新焕发活力。

2018年，柯克兰教授等研究发现，给年轻的小鼠注射少量的前脂肪细胞来源的衰老细胞，小鼠的最大步行速度、悬挂耐力、抓力及寿命都下降。相反，给老年小鼠使用衰老细胞清除剂可以使得上述生理功能得以改善，而且寿命延长36%。2019年，该药物用于人体的第一个临床试验结果发表，在该项研究中，科学家对14位肺特发性纤维化的患者进行衰老细胞清除治疗，结果发现，这些患者的运动能力随着治疗不断改善。

目前，衰老细胞清除剂已经有十多种，但是均处于研发阶段，希望借助药物抗衰老的朋友尚需等待。目前已经明确的是，过多的能量摄入可能促进体内衰老细胞的形成，故限制能量饮食有利于预防衰老细胞的形成。

 小贴士

　　在保证健康的前提下，对于中年朋友来说，尤其是超重/肥胖的人群，我们建议适度限制总能量摄入，尤其是减少脂肪的摄入。但是对于70岁以上的老年朋友，我们不建议这样做，限制能量摄入会带来与营养相关的其他问题，反而得不偿失。

（章晓燕）

4 听力、视力下降，需要积极治疗吗

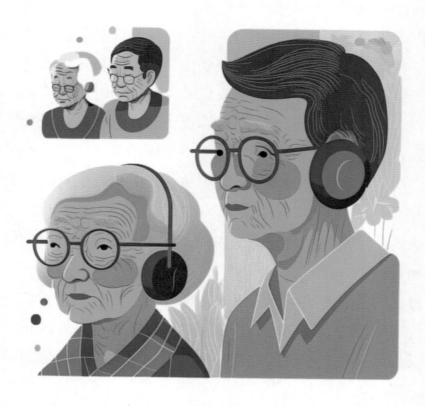

对于老年人听力、视力下降，需要区分是生理性的还是病理性的。病理性的当然需要积极治疗；但是即使是生理性的听力、视力下降，我们仍然主张积极治疗，因为听力、视力下降不仅影响老年人的生活质量，而且和痴呆发生密切相关。

病理原因造成的听力、视力下降需要引起高度重视，特别是突然出现的听力、视力下降，应该鼓励患者尽快到医院进行专科和相关的全身系统性检查。例如，虹膜炎、急性青光眼、视神经炎、脑梗死等疾病所导致的视力下降，可以到医院进行视力检查、眼底检查等，明确诊断后，再根据病因进行对应治疗；再比如，中耳炎、药物等原因造成的耳聋，都需要积极治疗，如果不及时就医，很可能造成永久性耳聋。

随着年纪增长出现的视力下降、老花眼以及度数逐渐加深等情况，很多都是视觉器官的生理变化，是人体新陈代谢的自然规律。老年人听力障碍，也就是我们平时所说的老年性耳聋，也是因听觉器官生理性衰老退化所致。视力和听力下降都是痴呆的危险因素，听力下降相关性可能更强。与同龄人相比，随着时间的推移，听力受损的人脑容量下降得更快。听力损失对大脑的影响是多病灶的，几乎影响大脑每个区域。美国梅奥诊所2022年11月发表的一项前瞻性研究结果表明，听力障碍患者发生痴呆的风险增加95%。

可喜的是，听力下降是痴呆的潜在可逆因素。助听器是听力康复的有效策略，早期听力恢复可以通过恢复海马体的正常活动来降低痴呆风险。相反，如果最初的听力损失和矫正之间的延迟太久，即使听力恢复后，皮质的神经元退化仍然持续。所以，对于有听力下降的老年人，我们主张积极纠正，及时佩戴助听器可能有助于延缓痴呆的发生。对于老年人的视力下降，也应该积极纠正，如佩戴眼镜或者调整眼镜的度数，及时进行白内障摘除手术等。

除了积极治疗外，保护视力、听力也非常重要。一些不良的生活习惯也会对老年人的视力和听力造成消极影响。例如，随着社会发展，一些老年人也与时俱进地开始"迷恋"电子产品，使眼睛长期处于紧张状态而得不到调节，视力疲劳严重，进而加剧视力衰退。定期进行眼部检查是必要的，眼部检查可以帮助人们发现并及早治疗潜在的视力问题，如近视、远视或老花眼。调整电子设备的屏幕亮度和对比度对老年人的视觉健康至关重要。屏幕亮度过高或对比度过强可能导致眼睛疲劳和不适。建议老年人将屏幕亮度调整到一个舒适的水平。长时间盯着屏幕可能导致眼睛疲劳和干涩。老年人可以采用"20-20-20"法则来缓解这些问题：每20分钟，停下手头的事情，将目光投向约20英尺（6米）外的远处物体，持续20秒，这有助于缓解眼睛的紧张感和疲劳，同时也提供了休息的机会。老年人可以通过设定屏幕时间限制来管理他们使用电子设备的时间。根据个人需求和喜好，可以设定每天使用设备的时间上限。此外，避免在睡前长时间使用电子设备，因为这可能影响睡眠质量；避免长期暴露在嘈杂的环境中，长期在高分贝状态下佩戴耳机会造成听力下降、耳鸣，严重的可出现听力完全丧失。

小贴士

评估老年人的听力和视力可能有助于识别患阿尔兹海默病的高危人群，早发现、早治疗还可以延缓痴呆发生！

（徐　俊，陶　钧）

5 拍片提示"老年脑"就是"老年痴呆"吗

老年脑是一种随着年龄增长而出现的脑功能退化现象，患者会出现脑实质萎缩等结构的改变，多见于 65 岁以上的老年人群。影像学表现主要是脑室扩张，脑沟、脑裂普遍增宽等。老年脑仅仅是脑衰老的表现，不能等同于阿尔茨海默病，即俗称的"老年痴呆"。

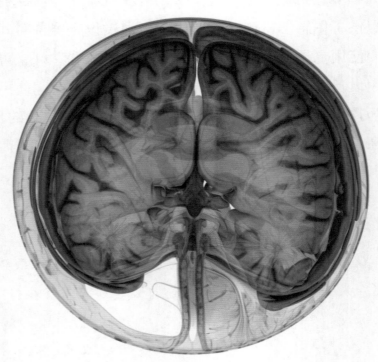

　　人体的脑组织随着年龄增长而出现衰老，老年人大脑的变化主要特点是脑容积减少、脑血流量减少、神经元丢失、脂褐素沉积，以及脑内的酶、受体和神经递质发生改变。65岁以后，人脑容积每年减少约7立方厘米，额叶和颞叶减少最多。因此，影像学检查可表现为脑萎缩，医生会出具报告提示"老年脑"。痴呆患者，尤其是阿尔茨海默病患者的脑组织会出现明显的萎缩，主要是海马萎缩，同时可伴有脑沟回加深、脑室增宽等征象。但是，痴呆的诊断不能仅仅依靠影像学检查提示"老年脑"，还需要临床医生进行病史采集、体格检查、实验室检查、神经心理评估，必要时进行脑脊液检查、基因检测、Aβ或者tau蛋白显像的PET-CT检查等进行综合诊断。

　　痴呆患者有相应的临床症状，痴呆的症状在开始时往往非常轻，然后缓慢加重。症状可包括：健忘、言语和书写障碍、专注力和推理能力障碍、处理财务困难等。随着痴呆的加重，患者可能会出现性格改变，乱发脾气，看到并不存在的东西或相信并不属实的事情，到终末期生活不能自理。家人很容易就能识别出中晚期的痴呆患者，关键是，识别早期痴呆患者比较困难，需要借助于一些评估手段。痴呆诊断的影像学检查不只是常规的头颅磁共振，还包括功能磁共振、弥散张量成像（DTI）等。内侧颞叶结构（特别是海马体）的萎缩在阿尔茨海默病诊断中具有代表性。脑β-淀粉样蛋白沉积是阿尔茨海默病的重要生物标志物，相较于脑脊液检测，正电子发射断层显像（PET）检查可以无创地检测认知障碍患者脑内β-淀粉样蛋白的沉积部位和沉积程度，是阿尔茨海默病最重要的早期诊断手段。

当脑萎缩出现得过早、过快、进展迅速与年龄不匹配时就要小心了，必须提高警惕，这有可能是某些疾病的信号。除了正常衰老外，老年人脑萎缩还与遗传、脑外伤、脑血管病、癫痫、烟酒过度、营养不良、甲状腺功能病变、脑动脉硬化、酒精中毒等引起脑实质破坏和神经细胞的萎缩、变形、消失有关。

 小贴士

　　每年9月16日是"中国脑健康日"。2023年9月16日是第23个中国脑健康日。脑健康的概念包括三层含义：大脑结构完整、功能正常；心理状态及认知功能良好；没有明显的神经、精神类疾病。脑健康关系到每个人的身体健康和长寿，是我们的"头"等大事。

（朱云霞）

6 健忘就是痴呆吗

随着年龄的增长，人的记忆力会有一定程度的减退，俗称"健忘"。很多老年人有健忘的困扰，忘记了东西摆放的位置，忘记了家人的嘱咐等，但是健忘不是痴呆，两者有着本质的区别。

（1）健忘是生理性衰老，而痴呆是病理性的：痴呆是俗称，它的术语叫作认知障碍。痴呆包括很多种类型，最常见的是阿尔

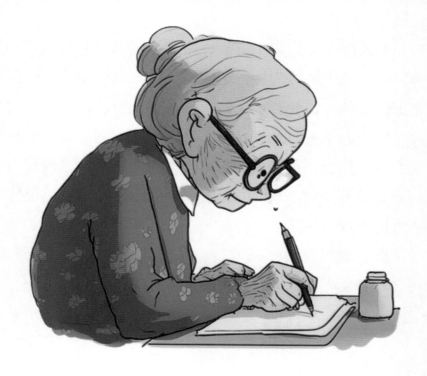

茨海默病，俗称"老年痴呆"；除此之外，还有血管性痴呆、额颞叶痴呆、路易体痴呆等。无论哪种类型的痴呆，脑内都会有病理性改变。以阿尔茨海默病为例，这种类型的痴呆就是脑内有β-淀粉样蛋白沉积和tau蛋白磷酸化。而健忘是由于脑组织的增龄性改变，是脑组织生理性的、退行性的改变，是老年人脑功能衰退的表现，类似于皮肤衰老会产生皱纹、毛囊衰老会导致白头发。

（2）遗忘的表现不同：健忘者的遗忘是记忆中事件的某些小的片段、细节的丢失，经人提醒可以想起来；而痴呆的遗忘是整个事件的丢失，提醒无效。例如，家人埋怨说早上出门提醒过要带身份证去办事，健忘者的反应是"是的是的，我忘记了，你的确说过"，但是痴呆者尤其是症状比较严重者的反应是"你根本没有说过"。

（3）痴呆除了记忆力不好外，常会伴随其他认知问题：痴呆是一种以认知功能减退为特征的疾病，可累及一个或多个认知领域，除了记忆外，还会影响学习、语言、执行功能、注意力等多个方面。健忘老年人只是记忆力下降，但对时间、地点、环境的认知能力没有减退，很少会出现语言、空间感问题，健忘对老年人生活不会产生非常严重的影响。但痴呆老年人除了记性不好外，还可以表现为迷路、计算能力下降、不能集中注意力、讲话逻辑性下降，也可以有性格改变、经常乱发脾气、无端猜忌等。这些异常可能会严重影响老年人的生活。

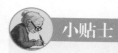 **小贴士**

　　健忘老年人没有必要产生很大的心理负担，可以通过建立一些良好的习惯帮助自己记忆，如用本子或者手机做好备忘录，定好闹钟提醒自己等。实在不放心，可以去医院的记忆门诊做一次认知功能评估，良好的分数会大大增强自信心。而痴呆患者可能需要更多的家人关注，及时发现、早诊早治，才能延缓疾病的进展。

（朱云霞）

7 "老年痴呆"会遗传吗

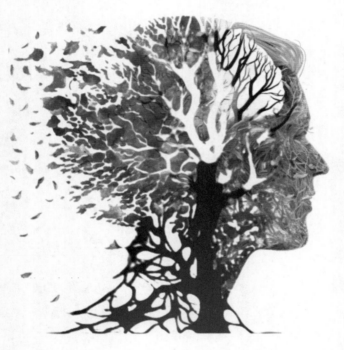

这个问题不能简单回答会还是不会，因为并非所有的痴呆患者都有家族史，但"老年痴呆"的发生有遗传因素，父母有痴呆，子女的患病风险可能会增加。"老年痴呆"是俗称，规范的医学术语是"阿尔茨海默病"，这是最常见的痴呆类型。

"老年痴呆"的发生有遗传因素，携带有某些特定基因突变的人群一定会发病。还有一些人携带有阿尔茨海默病的易感基因，发病风险会增加，但具体是否会发病，还取决于遗传以外的其他因素。

早发性阿尔茨海默病通常与改变 β-淀粉样蛋白的产生、聚集或清除的基因突变有关，包括淀粉样前体蛋白、早老素1、早老素2基因突变。携带有淀粉样前体蛋白、早老素1基因突变的人群100%会发展为阿尔茨海默病，而携带有早老素2基因突变的人群，发展为阿尔茨海默病的概率为95%。这三种基因突变在人群中罕见，仅占所有阿尔茨海默病患者的不到1%。

晚发性阿尔茨海默病主要与载脂蛋白E基因（*ApoE*）多态性有关。*ApoE*基因有ε2、ε3、ε4三种不同的等位基因，ε4是晚发性阿尔茨海默病的主要危险因素。含有1个ε4的杂合子患病风险是正常人的3.2倍，含有2个ε4的纯合子患病风险是正常人的8~12倍。除了*ApoE*基因外，还有很多的阿尔茨海默病发病风险相关基因。

如果一个人的一级亲属（包括父母、兄弟、姐妹）中有人患有痴呆，他本人最终发展为痴呆的风险会增加10%~30%。如果一个家庭中有2名或者2名以上的同胞（兄、弟、姐、妹）罹患痴呆，其家庭成员发展为痴呆的风险是普通人的3倍。痴呆的这种家族聚集性可能是遗传因素与环境因素共同作用的结果。

小贴士

目前，上述基因检测并非医院常规收费检测项目，但有些记忆门诊有相关的科研项目，可以提供检测。

（朱云霞）

8 肿瘤患者补充营养会使肿瘤变大吗

很多老年肿瘤患者都会有这样的疑问，为什么医生建议我要加强营养，这些营养难道不会被肿瘤吸收，反而会让肿瘤变大，导致病情加重吗？其实这是一个误区，科学研究表明，大多数肿瘤患者，特别是老年患者，尤其需要营养支持治疗。

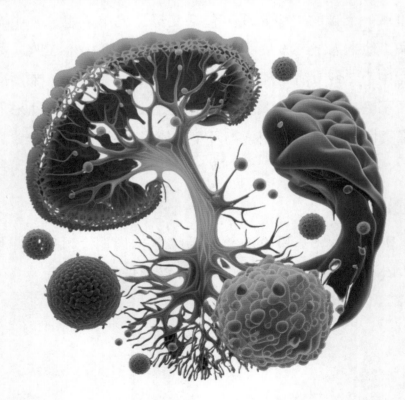

　　肿瘤是一种消耗性疾病，肿瘤患者特别是老年肿瘤患者常伴有不同程度的营养不良及代谢紊乱。研究显示，85%以上的肿瘤患者存在不同程度的营养不良、体重减轻、消化吸收功能下降。随着肿瘤的消耗，以及化疗、放疗等因素的影响，肿瘤患者体内的能量、蛋白质、脂肪、碳水化合物的消耗和组织蛋白的合成降低，引起胃肠功能受损，从而导致营养不良，尤其是消化系统肿瘤患者，营养不良问题更加突出。营养不良可能导致或加重肿瘤并发症和不良预后。

　　大量临床研究证实，营养支持能显著提高肿瘤患者的免疫功能、组织修复能力和抗肿瘤活性。营养支持对改善食欲、改善消化功能有明显效果，且效果持久。随着机体营养状况改善，免疫功能增强，尤其是淋巴细胞计数增加，患者的抗病能力和抗肿瘤活性得到明显提高。在治疗肿瘤的过程中，需要不断地补充优质蛋白质，如瘦肉、鸡蛋、牛奶等人体必需氨基酸，增强机体的免疫力和组织修复功能。长期不进食会导致氨基酸、脂肪酸、碳水化合物的缺乏，会影响患者的免疫力，增加感染的风险。

　　老年肿瘤患者大多有不同程度的胃肠功能紊乱、消化吸收障碍，营养支持治疗的难度较大。临床上常遇到胃肠消化障碍患者：因饮食不当导致腹泻、腹胀等，部分肿瘤患者因胃肠蠕动功能减退而食欲不振，无法摄取足够的能量及优质蛋白质来维持正常体重；或者由于化疗过程中抵抗力低下导致口腔黏膜感染时无法正常进食；或者因糖尿病或慢性胃炎而影响正常饮食；或者由于身体虚弱没有食欲而拒绝吃东西。胃肠动力药物可以促进消化吸收障碍患者的胃肠动力；对于难以消化吸收的患者，可以使用肠内营养液来改善胃肠功能；肠蠕动障碍的患者可以使用肠动力药物促进消化吸收。同时，适当的运动有助于食物在体内得到充分的消化吸收。

由于肿瘤细胞独特的生物学特性，其作为"特权阶级"，优先摄取宿主（患者）的能量，即使因营养不足，正常细胞无法正常工作，肿瘤细胞也会掠夺正常细胞的养分，最终"饿死"的只是正常细胞，因此肿瘤细胞是"饿不死"的。目前还没有任何研究和实验证明，营养支持治疗会增加肿瘤的发病率。国际上对于肿瘤患者是否给予足够营养已达成共识，肿瘤患者获得营养后，其积极作用是肯定的。在营养充足的情况下，结合药物、化学、放射及外科治疗，患者的抗肿瘤能力会更强。

有研究发现，一些特定的营养物质，还能发挥调节机体的免疫及炎症反应的作用，称为肿瘤免疫营养。免疫营养是将n3-多不饱和脂肪酸等具有免疫调节功能的营养素添加至肠内营养液中，使营养制剂在发挥营养支持作用的同时担当免疫调节的角色。

目前，营养支持已成为肿瘤多学科综合治疗的重要组成部分，合理有效的营养支持对提高肿瘤患者预后及生活质量具有积极的作用。因此，对肿瘤患者进行营养筛查和营养评估，有利于患者个性化营养治疗。

 小贴士

营养治疗改善患者的临床症状，提高患者的生存质量，促进病情的好转，对肿瘤患者的康复具有重要意义。

（陶　钧）

9 老年综合征是什么

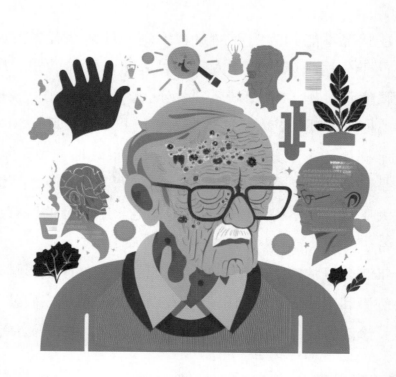

老年综合征不是一种独立的疾病，但却是很多老年人都存在的健康问题，处理起来非常棘手。

医学上称之为疾病的一般都是有明确病因并且有特征性病理改变的，而以"综合征"命名的一般是多种症候群集中存在的状态，如大家较为熟悉的代谢综合征。老年综合征一般是指老年人由多种疾病或多种原因造成的同一种临床表现或问题的症候群，也就是说，不管什么基础疾病，很多老年人都有相似的情况，包括认知障碍、谵妄、大/小便失禁、营养不良、跌倒、步态障碍、压疮、便秘、睡眠障碍、感觉缺失、疼痛、滥用药物等。老年综合征与老年人日常生活不能自理紧密相关，大大增加了治疗的难度，延长了住院时间，增加了住院费用，对生存质量和失能产生重要影响。

上述状况不能归为明确的器官疾病，且常常有多方面的原因，多见于久病卧床的老年人。一旦卧床，营养问题、压疮问题、睡眠障碍问题、疼痛问题、便秘问题等接踵而来。我们曾接诊一位脑梗死后卧床老人，这位老人年纪并不大，只有70岁，其实当时脑梗死并不十分严重，但是他没有很好地去做康复训练，基本上是居家卧床，这位老人悲观失望，营养也跟不上，卧床后出现巨大压疮，到不得不就医时，他的老年综合征的所有症状几乎都具备了。

老年综合征常常是老年人开始失能的信号，严重影响老年人的身心健康和生活质量。当很多患者以具体的系统疾病就诊时已经错过了诊治的最佳时机。因此，应及早识别，并干预治疗。

 小贴士

老年综合征的原因并非单一系统问题或专科问题，因此，老年医学多学科整合团队模式更适合诊治老年综合征。

（朱云霞）

10 老年人患病和成年人患病有什么不同

老年人不仅比成年人更容易患病，而且具有自身的特点。老年人疾病的特点可以总结为以下几点：

（1）多病共存：随着年龄的增长，老年人的身体功能和代谢能力逐渐下降，容易患有多种慢性病，如高血压、糖尿病、心血管疾病、骨质疏松症、阿尔茨海默病等。

（2）隐匿性：老年人患病的症状可能不明显，甚至没有明显

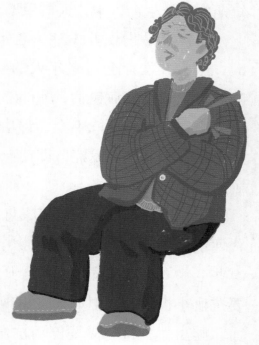

的症状，需要进行定期体检和筛查，才能尽早发现疾病并采取措施进行治疗。以肺炎为例，成年人患肺炎后通常有咳嗽咳痰、发热等呼吸道症状表现，但老年人患肺炎后，可以完全没有呼吸道症状，仅仅表现为不想吃饭了，或者不愿意活动了。再比如，老年人心肌梗死胸痛症状可能不明显，只是表现为恶心、气促、出

冷汗、乏力。正因为症状隐匿，所以常常被忽视，等到老年人出现危及生命的症状再送医院就诊时，往往为时已晚。

（3）疾病变化快，猝死率高：有些老年患者表面看起来病情并不重，但可能在数小时内病情恶化达到极点，抢救无效死亡。这是因为老年人各脏器功能都有不同程度的衰退，很多是处于代偿的边缘，一旦发生应激反应，则迅速失代偿，犹如多米诺骨牌，第一块倒下后，后面的迅速倒掉，因此病情往往急转直下，短期内危及生命，常让人措手不及。

（4）容易出现并发症：老年人患病后往往会出现多种并发症，这些并发症会对老年人的身体健康和生活质量产生负面影响。常见的并发症包括：肺部感染，呼吸衰竭，水、电解质和酸碱平衡失调，心功能不全，肾功能不全，血栓和栓塞，应激性溃疡等。由于这些并发症，即使急性病抢救成功后，也往往走上了卧床或者失能的结局。

（5）治疗难度大：老年人患病后，由于身体机能下降，药物代谢能力减弱，容易出现药物中毒和不良反应，治疗难度较大。有些老年人存在明显的治疗矛盾，例如，老年人患有冠心病，需要抗血小板治疗，但如果又出现了其他出血性疾病，如消化道出血、脑出血，这时需要停用抗血小板药物，甚至需要止血治疗，这样的话，心肌梗死的风险又大大增加了，抗血小板治疗和止血之间就存在着巨大的矛盾。

因此，老年人患病需要采取针对性的治疗方法，注重预防和保健，进行多方面综合治疗和护理，以提高老年人的生活质量、延长健康寿命。

小贴士

　　我国常见的老年病主要有慢性支气管炎、肺炎、骨质疏松症、骨关节炎、直立性低血压、高血压、缺血性心脏病、心力衰竭、卒中等。除此之外，恶性肿瘤、痛风、老年性白内障、颈椎病、前列腺肥大等也较为常见。

（张　莉）

健康生活

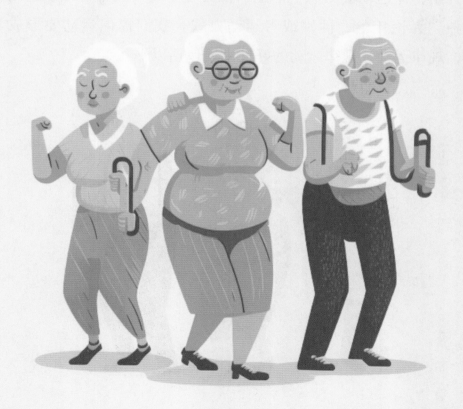

11 规律运动的好处是什么

　　大部分人知道运动有益健康，但不是所有人都说得明白到底如何运动有益健康。

　　如果您想感觉棒棒的、能量多多的、活得久久的，那么从现在开始，让运动成为您生活的一部分吧！每个人都可以从运动中受益，无论年龄、性别或者运动方式。我们提倡运动要形成习惯，规律运动。规律运动的好处主要包括以下几点。

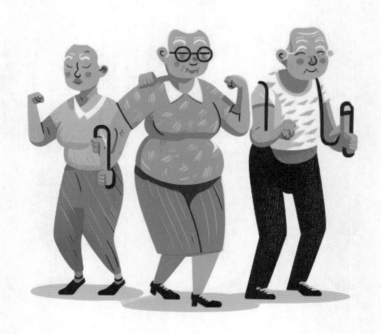

（1）控制体重：运动可以减肥，并且帮助保持身材。运动的时候需要消耗热量，运动程度越激烈，消耗热量越多。如果不能安排出固定的时间，也不必担心，动比不动强，每天多动一点点，例如走楼梯而不是乘电梯，多做点家务劳动等。但是高龄老人，不建议减肥，不要让体重有巨大波动。

（2）运动可以预防疾病：担心您的心脏是否健康吗？希望预防高血压吗？无论目前您的体重多少，积极运动都可以提高高密度脂蛋白胆固醇，也就是"好胆固醇"，降低甘油三酯。运动可以降低下列疾病的风险：代谢综合征、高血压、2型糖尿病、抑郁、焦虑、各种癌症、关节炎、跌倒，并且可以改善认知功能，减低死亡风险。

（3）改善情绪：一个爱运动的人，通常会有乐观的心态。运动可以刺激脑内带给人正能量的神经递质的分泌，而且运动可以提升自信。老年人是抑郁症的高发群体，运动有利于不良情绪的消散。也许运动不能帮您解决所有的烦恼，但绝对可以让您感到轻松和自在。

（4）充满活力：运动可以改善肌肉力量，提升耐力。运动可以运送氧气和营养物质，使得心血管系统更好地工作。当您的心肺功能改善后，您就可以能量满满地应对每日的琐事。从来不锻炼的人反而容易感到疲惫，整个人看起来也缺乏朝气。

（5）改善睡眠：规律运动可以帮助您尽快入睡，睡得更好、更香。但是，不要在睡觉前运动，那样适得其反。我们建议运动至少距离睡眠6小时，否则反而会影响睡眠。

（6）提升社交：运动过程可以结交朋友，我们鼓励老年人多参加团体运动，在团体里互相鼓励，找到您喜欢的运动方式，然后坚持下去。如果厌倦了，也没关系，尝试一下新的运动方式。在您尝试新的运动方式时，最好咨询您的医生。尤其是当您对于自己的身体情况有任何顾虑，或者已经很久没有运动时，或者有慢性疾病，如心脏病、糖尿病或关节炎等，更应该听取医生的建议。

 小贴士

　　运动的益处主要来源于长期坚持，要规律运动，切不可三天打鱼、两天晒网。

（张　莉）

12 高龄老人能做中、高强度运动吗

　　高龄老人是指80岁以上的老年人，传统印象中，高龄老人也只能做做散步这样的轻体力活动。但是，您知道吗？高龄老人也有跑马拉松、参加铁人三项赛的！

　　1983年，一名苏格兰71岁的女性珍妮·伍德·艾伦（Jenny

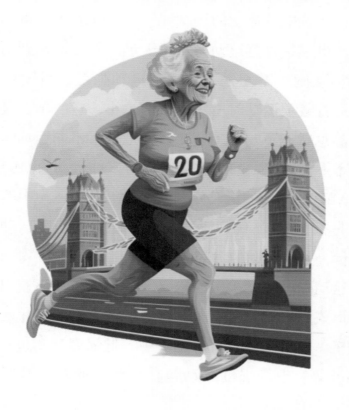

Wood-Allen）第一次跑马拉松。两年后，经过进一步训练，她在不到4.5小时的时间内就跑完了全程，大部分中年选手都达不到这个成绩。珍妮在90岁高龄时还完成了伦敦马拉松比赛，成为当时吉尼斯世界纪录完成马拉松的最年长女性。2010年，这个纪录被92岁的美国女子格拉迪丝·伯里尔（Gladys Burrill）打破，格拉迪丝耗时9小时53分抵达终点。2004年，86岁的她首次参加马拉松，此后她累计7次报名参加了夏威夷马拉松比赛，5次跑完了全程。日本选手稻田弘，2018年以85岁的高龄完成了超级铁人赛事（3.8千米游泳＋180千米骑行＋42.195千米全程马拉松），获得吉尼斯世界纪录，成为史上最年长的超级铁人三项赛选手。所以，事实说明，高龄老人依然可以参加中高强度的运动！

到底什么是中高强度的运动呢？中高强度运动可不是运动时间的延长，更不是过量运动。从每天走一万步增加到两万步可不是增加运动强度。需要先了解一下运动强度的科学定义。运动强度是指进行某项运动时所用力量的大小，它的单位是代谢当量（MET）。静息状态下MET定义为1，把从事不同运动时的代谢率与静息状态下代谢率之间的比值定义为该种运动的MET。进一步划分，把MET为1~3的运动定义为低强度，3~6为中等强度，高强度运动是指MET>6的运动。简而言之，高强度运动注重的是运动的质量，并非运动的时间。

有关运动强度在学术上的定义，我们了解一下就可以了，具体的运动形式到底属于哪一类，可以去咨询专业医生，可以查询专门的表格。简单来讲，日常生活中，低强度运动包括散步、遛狗、做家务等；中等强度运动包括快走、慢跑、跳舞、打太极拳、搬运中等重量的物品等；高强度运动包括球类运动、跑步、爬山、搬运20千克以上物品、快速游泳、骑车等。通俗地来判断，低强度运动时不会对呼吸产生很大影响，且心率正常；中等强度运动时呼吸会加快，心率稍快，但是不会影响人讲话；高强度运动时在呼吸加快、心跳加速的同时，很难正常讲话。

 小贴士

　　高龄老人同样可以进行中高强度的运动，但是必须强调个体差异，绝对不能强求，一定要循序渐进，在专业人士的指导下，逐渐增加运动量。当然，越早运动，越早获益，在青年期就开始有规律地运动，更能发挥"运动是良医"的功效！

（章晓燕）

13　应该如何运动

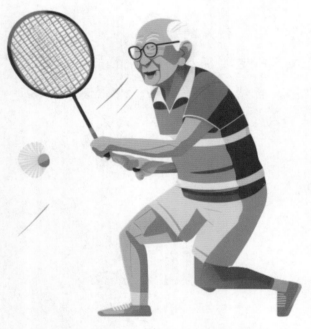

老年人运动的主要益处包括提高肌力、柔韧性、活动度等，这些益处都可以改善日常生活功能，保持自理能力，降低跌倒和跌倒相关损伤的风险，从而提升生活质量。任何时候开始运动都不晚。即使在80多岁才开始运动，也依然会从中获益。

2020年11月25日，世界卫生组织发布了最新版《关于身体活动和久坐行为指南》。新指南针对老年人包括患有慢性疾病的老年人提供了有关运动的建议：提倡所有老年人应定期进行运动。每周进行至少150~300分钟的中等强度有氧运动，或者75~150分钟的较高强度有氧运动，或者两种强度的等效组合；每周进行至少2天的中等或较高强度的肌肉力量训练；每周进行至少3天的平衡能力训练，平衡能力训练可以增强身体机能和防止跌倒。

2021年7月由国际衰弱与肌少症研究会议工作组（ICFSR）发布的《国际老年人运动建议：专家共识指南》则更为详细地推荐了老年人运动的具体形式和频率。推荐老年人有氧运动频率是每周3~7次，每次20~60分钟，可以从5~10分钟开始，缓慢增加。有氧运动包括跳舞、骑车、快走、慢跑、坐式踏步、卧位骑行等。阻力训练，每周1~3次，1~3组主要肌群，每组动作重复8~12次，包括器械或者徒手训练，例如卧推、深蹲、伸屈膝、练习握力等。平衡训练每周1~7次，每次1~2组，4~10个静态或者动态姿势的练习，包括打太极拳、站立瑜伽或者做芭蕾舞动作、单腿站立、脚跟站立或者脚尖站立等。

值得一提的是，挥拍类运动最有益处。发表在权威医学期刊《柳叶刀》上的一项研究对8万人进行了长达10年的随访后发现，羽毛球、网球等挥拍类运动，可以使全因死亡的风险降低47%。原因是：在挥拍的过程中，我们的肩部肌肉、手臂肌肉都可以得到锻炼；需要快速移动，可以增强身体的协调性；眼睛需要盯着飞来飞去的球转动，可提升视觉灵敏度，对于脑功能也有改善作用。

如何评价运动的强度是否合适呢？可以通过搭脉搏的方式。脉搏可以反映心率，心率达到一定的程度说明运动强度已足够。因为运动会引起交感神经兴奋，继而会引起心率增快。但是老年人很多都有基础心脏疾病，心率过快，可能会引起心血管副作用，心率超过一定范围，就要及时停止运动。老年人运动时的最大心率=220-年龄，以80岁为例，就是220-80=140次/分，适宜心率为最大心率的65%~85%，也就是91~119次/分。这个公式还是需要计算的，为了容易记忆，我们通常简单跟老年人讲，心率控制在100~120次/分为宜。

小贴士

老年人运动要注意防止运动损伤，做好防护，有心律失常的老年人一定要在医生的评估指导下进行运动。

（章晓燕）

14 是空腹运动好还是餐后运动好

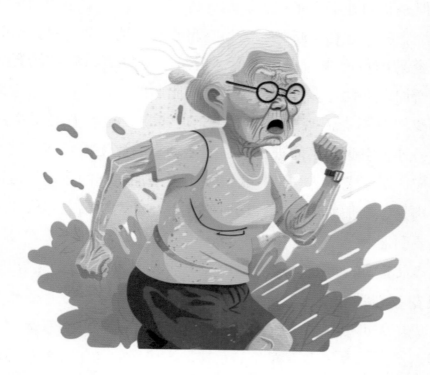

不建议老年人空腹运动，但是餐后半小时内也不建议运动。如果有早晨锻炼的习惯，建议进食少量食物后进行；如果餐后锻炼，则建议餐后至少半小时进行。

早上运动更有益于健康。昼夜节律又称为生物钟，在生物钟的作用下，我们按照一定的时间吃饭、睡觉。其实，运动的益处也存在昼夜节律，运动给人体带来益处也因一天中的不同时间而异。2022年1月，美国加州大学欧文分校的科研人员在《细胞代谢》杂志上发表了研究论文。研究人员对在清晨或傍晚进行运动的小鼠进行了一系列实验，并收集了动物的血液样本和组织，绘制了运动代谢图谱，结果看到了运动益处的昼夜节律性，早上运动更有益于健康。

但是我们并不主张空腹运动。传统观念认为空腹运动更加容易燃烧脂肪，有利于减肥。因为空腹状态下葡萄糖不足，这时候脂肪容易动员起来，提供能量。但是，空腹运动后可能会导致食欲增加，进食过多反而抵消了燃烧脂肪的有益作用。对于老年人，我们并不提倡减肥，从这个角度来讲，也没有必要空腹运动。另外，空腹时不能进行高强度运动，因此无法发挥运动的增肌效应。对于老年人来讲，我们主张做增加肌肉的运动，可以保存肌肉量，增加肌肉力量，增肌的抗阻运动是防治老年人肌少症的重要利器。

空腹运动时间过长或者强度过大容易引发低血糖，会出现头晕眼花、心跳加快、冒冷汗等不适，这时候需要马上补充葡萄糖。成年人可以考虑空腹状态下做低等或中等强度有氧运动半小时左右，但是老年人不推荐，尤其是糖尿病的老年人更是不宜进行空腹运动，容易引发低血糖，严重的会出现低血糖昏迷。

对于老年人来讲，早晨空腹运动还有可能会诱发心脑血管疾病的急性发作，甚至有猝死的风险。因为老年人清晨交感神经兴奋，导致血压、心率升高，这时候血液黏稠度也高，容易发生血栓事件。空腹锻炼时，血液中脂肪酸浓度升高，对心肌造成影响，导致心律失常。

餐后马上运动也是不可取的。俗话说"饭后百步走，能活九十九"，但是这"百步"应该是在餐后半小时后才进行，餐后半小时内胃肠道需要消化吸收摄入的食物，这个时候运动的话会影响胃肠道功能，长此以往，会导致胃肠疾病的发生。

 小贴士

没有运动习惯的老年人最好在餐后半小时后运动，可以一日多次；有晨练习惯的老年人可以少量进食后再去运动。

（章晓燕）

15　膝关节不好还能运动吗

　　运动对老年人有益，运动不一定是跑步、器械锻炼等剧烈运动，各类活动都有益健康。老年人膝关节不好，主要病因是骨关节炎，锻炼初期可能引起疼痛，但长期规律锻炼有助于减轻关节炎所致疼痛。运动包括多种形式，包括有氧运动、无氧运动和改善柔韧性的运动。骨关节炎患者应尽量选择减少关节压力的有氧

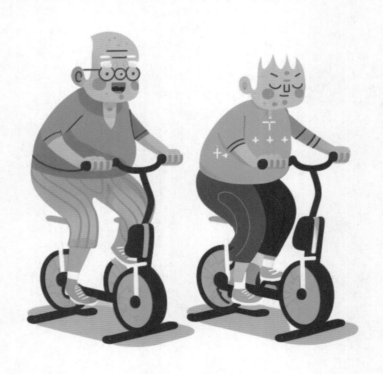

运动，上肢的无氧运动和一些改善柔韧性的运动同样可以进行。

无论运动的程度如何，即使是休闲活动，都对健康有一定好处。老年人运动的主要好处包括改善心肺功能、提高肌力、改善柔韧性，还可以改善认知功能，防止痴呆发生，这些益处都可改善日常生活功能，保持自理能力，降低跌倒和跌倒相关损伤的风险。运动与年龄无关，无论多大年纪，开始运动总是不晚的。DNA甲基化被认为是表观遗传"时钟"，比实际年龄更能预测寿命和健康。2021年12月，《细胞衰老》杂志上发表了一篇文章，研究人员让22~24个月（大概相当于人类65~70岁）的老年小鼠接受训练，每天以最快的速度跑6~8公里，为期2个月。通过分子生物学方法，测定了小鼠骨骼肌的DNA甲基化水平，结果发现，运动训练的老年小鼠表观遗传年龄比同龄不运动的小鼠年轻了8周。8周对于小鼠的生命周期而言，相当于年轻了10%。因此，即使晚年才开始运动，也可以延缓衰老。

适当的运动可以帮助加强膝关节周围的肌肉和韧带，提高膝关节的稳定性和灵活性，从而缓解膝关节疼痛和不适。我们推荐所有骨关节炎的老年患者长期进行体育运动，以缓解疼痛和保护关节。游泳、水中有氧运动和原地自行车等这些不增加关节压力的锻炼方式非常适合膝关节不好的老年人。关于无氧运动的肌力训练，开始时应采用相对较低的强度，并在可耐受的前提下逐渐增加强度。如果没有关节无负重活动的条件，则重点是在患者耐受下，逐渐增加有氧运动的量。主要目标是维持受累关节的灵活性及完全活动度。尽管在体力活动中或之后老年人可能会感到不适，但活动有利于关节健康。当然，如果疼痛持续，则应减少活动。

小贴士

　　膝关节不好不是不运动的理由。但是，如果处于急性疼痛期，还是制动为主，不能强求运动。

（张　莉）

16 运动一定要半小时以上才有效果吗

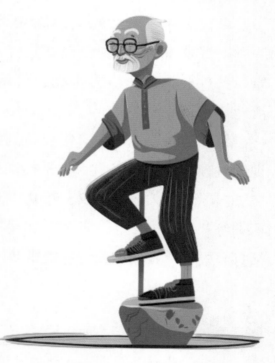

运动不是一定要半小时以上才有效果的，运动的有益作用并不完全依赖于时间的长短。

运动量是发挥运动效应的关键。澳大利亚的一个研究团队发现，肌细胞内有一个线粒体适应网络，该网络受到运动量的影响，低强度运动没有导致反映线粒体生物发生标志物的任何变化。对于成年人，通常推荐单次有氧运动时长需在半小时以上，这样才能达到燃烧脂肪的功效。但是，对于老年人，完成单次半小时的有氧运动可能有困难。那短时间运动是否就没有效果了呢？2021年11月，《科学报告》杂志上发表了一篇来自日本学者的论文，他们的研究发现，仅10分钟中等强度的跑步就能增加流向双侧前额叶皮质不同位点的局部血流量，这些部位在控制情绪和执行功能方面发挥重要作用，因此有益于改善心理健康、增强执行能力，而执行功能是认知功能的重要部分。

除了有氧运动，我们更提倡老年人做一些无氧运动，也就是抗阻运动。近期有一项小样本研究报道，每天只需要举重3秒，就可以对肌肉力量产生积极影响。因此，运动可以不在乎时长，只要动起来就能获益。

建议老年人尝试每天锻炼30~40分钟，1周锻炼多天。若无法一次锻炼30~40分钟，也可分次完成，少量多次活动亦有益健康。条件允许时，应多走动，可用闹铃提醒自己每半小时起身活动。

另外，对于老年人，需要特别强调平衡训练，老年人的平衡训练对预防跌倒意义重大，平衡训练是随时随地可以进行的。按照《国际老年人运动建议：专家共识指南》，每周要有至少一次平衡训练，每次1~2组，完成4~10个静态或者动态姿势的练习，包括打太极拳、做瑜伽或者芭蕾舞动作、单腿站立、脚尖站立等。

 小贴士

　　我们鼓励每个人去寻找自己喜欢的运动方式，因为兴趣是最好的老师，容易坚持下去。如果实在找不到，那就慢跑或者快走，很多运动场所有"老年跑团"，可以积极参与。

（张　莉）

17 应该多喝水还是少喝水

营养

我们建议，老年人一天需喝6杯水，大约1 200毫升。

水是生命的源泉，对于老年人来说，喝水有很多好处：①多喝水可以刺激肠道蠕动并软化大便，便秘的人应该注意摄取足够水分。②感冒发热时多喝水，能帮助身体散热，使毒素排出。③尿路感染的患者也需要比平常喝更多

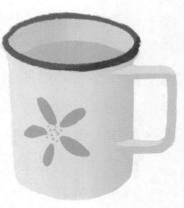

200 × 6=1 200毫升

的水，以增加尿量，冲洗泌尿道，防止结石发生和细菌感染。

但是，不是所有人都适合多喝水。所谓"物极必反"，水喝太多会增加心脏及肾脏负担，对于患有心脏病、肾脏病或其他疾病（如肝硬化、腹水）的老年人就不适合多喝水。所以，喝水看似简单，却也不乏讲究，喝水不当有害健康。

水喝太多，小心中毒。我们在临床工作中曾经看到过这样一个病例：一位50岁的女性2小时内喝了6 000毫升水，出现四肢抽搐、昏迷，这就是我们所说的"水中毒"。喝水为什么会中毒呢？因为短时间内大量饮水，会导致血液稀释，血浆渗透压下

降，水分大量进入细胞内，导致细胞水肿，引起水中毒。

那么到底该喝多少水呢？美国的一个研究结果发现，流传甚广的"每天要喝8杯水"，可能并不一定可靠。研究发现，虽然大部分老年人的喝水量少于这个标准，但是并没有任何证据显示这些老年人出现脱水的现象。

《中国居民膳食指南》指出，健康成年人每天需水量为2 500毫升左右，考虑到食物中的水分，"指南"建议，在温和气候条件下，轻体力活动的成年人每天应至少喝水1 200毫升，以200毫升的杯子为例，那么就是6杯水。如果体力活动量大，或者环境温度高，那么就要适当多喝水。如果患有某些对水摄入较敏感的疾病，应该咨询专业医师获取饮水量调节的建议。我们认为，大多数老年人可以参照轻体力活动的成年人的标准。

很多老年人认为睡前不宜喝水，会增加夜间上厕所的次数，尤其是本来就有前列腺增生的老年男性更是如此。但事实上，当人熟睡时，体内水分丢失，血液浓缩，血液黏稠度会变高，临睡前适当喝点水，可以减少血液黏稠度，从而降低脑血栓风险。同时，在温度较高的夏秋季节，水还可以滋润呼吸道，帮助人们更好地入睡。所以，医生建议睡前2小时内喝少量温水（少于100毫升）。

很多老年人服药多，每次服药都需要大量水送服。多数情况下这种做法是正确的，但有些药物不适合大量水送服。一些治疗胃溃疡的药物，如硫糖铝和氢氧化铝凝胶，进入胃中会变成不溶解的细小颗粒，涂在胃黏膜壁上，保护胃黏膜，恢复其原有功能。服用这类药物时，喝很多水会稀释药物，使覆盖在受损胃黏膜的药物颗粒减少，保护层变薄，失去治疗作用。如果想喝水，可以在服药半小时后，等保护膜稳定或达到药物作用时间，再适量喝水。有些胃药甚至只需直接嚼碎吞服，不需要喝水。还有一些治疗咳嗽、咽炎的药物也是如此。所以，服用药物前要仔细看说明书或者咨询专业的医师、药师。

 小贴士

很多人在口渴时才想起喝水，而且喜欢大口一次性喝很多，感觉这样喝水更解渴。其实这种做法是不对的。喝水太快、太急会把很多空气一起吞咽下去，容易引起打嗝或是腹胀，因此，最好先将水含在口中，再缓缓咽下。尤其是肠胃虚弱的人，喝水更应该小口慢喝。每次100~150毫升，让身体有充分的时间进行新陈代谢，更有利于水分的吸收。

（张　莉）

18 喝咖啡好吗

　　眼下，咖啡已然成为当今世界消费量最大的饮料之一。我国也悄悄出现了一股"咖啡热"。相当一部分老年人，尤其是老年知识分子，也养成了喝咖啡的习惯。一些人认为喝咖啡特别"有腔调"，还能提神、醒脑。那么，老年朋友喝咖啡对身体真的好吗？怎样喝才对？

　　这里，我们先说结论：老年人适量喝咖啡有好处。除了有提

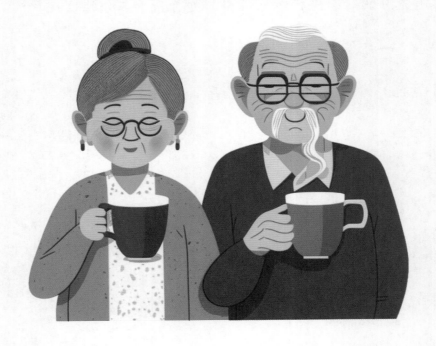

神醒脑作用外，还有以下好处。

（1）缓解餐后低血压：年纪大了，代谢能力也降低了。特别是一些老年人，饭后血压容易下降。中老年人要是适量喝些咖啡，不但能调节血压，对心血管也有一定的保护作用。

（2）降低阿尔茨海默病、糖尿病、癌症、肥胖的患病风险：临床研究发现，患有高血压的老年人每天喝2~4杯咖啡，患阿尔茨海默病的概率比不喝咖啡的老年人更低。基础研究表明，咖啡因具有保护神经的作用，可以减少淀粉样蛋白堆积对大脑产生的损害。因此，中老年人每天适量喝些咖啡，是有助于促进大脑健康。研究表明，每天喝咖啡的女性其患糖尿病的概率比常人低29%，而男性的患病率低27%。咖啡中的绿原酸有助于改善空腹血糖，提高胰岛素敏感性。长期喝咖啡可降低多种癌症的患病风险，如乳腺癌、结肠癌、肝癌等。咖啡中的植物化学物，如酚类化合物、咖啡二萜具有抑制氧化应激和氧化损伤的功效，有助于保护机体器官。一杯黑咖啡只有2.55千卡的热量，但它可以帮助促进血液循环，消耗体内热量，加速脂肪分解，因此有利于控制体重的增长。

（3）保护心脑血管：研究表明，每天喝450~750毫升咖啡（正常1~2杯的量）的人，心脑血管疾病风险最低。咖啡中所含的多种抗氧化物质比茶多4倍，可能是其降低心脑血管疾病风险的重要原因。

（4）保护视力：咖啡中含1%的咖啡因，却有7%~9%的强抗氧化剂。绿原酸可以减少视网膜神经细胞因缺氧和过多的一氧化氮所引起的细胞凋亡，改善氧化还原系统的平衡。

但老年人喝咖啡也要适度，需记牢"四项安全准则"。

（1）喝咖啡的时间：以早、午餐饭后为宜。喝咖啡最好在早餐及午餐后，这样可以促进肠胃的蠕动，帮助消化，也不会像空腹喝咖啡那样，对肠胃造成刺激。不宜在晚餐后喝咖啡，容易影响睡眠。此外，也不建议熬通宵喝咖啡，因为咖啡因刺激神经系统，会加重身体负担，易引发健康危机。

（2）喝咖啡的数量：以每天1~2杯为宜。全球多个食品安全权威机构建议，健康成年人每天摄入咖啡因不应超过210~400毫克（相当于3~5杯咖啡，一杯为237毫升）。再好喝也不能贪杯，代替正常饮水来喝更是不行。

（3）喝咖啡的人群：骨质疏松、贫血者莫贪杯。如果有高血压、胃溃疡、动脉硬化、失眠、心律失常的朋友，请尽量避免喝咖啡，可能会导致疾病加重。另外，若是在服药期间，如服用感冒药、安眠药、甲状腺激素药物等，也不建议喝咖啡。因为咖啡因会干扰药物代谢，并相互作用，发生不良反应。

（4）咖啡的喝法：烫嘴咖啡不要喝。在短时间内喝完烫的咖啡，会对食管和胃壁造成损害。喝咖啡得"细细品"，这不仅能够更有效地发挥其提神醒脑的功效，也能减小对胃肠的刺激。老年人群身体代谢功能衰退，大部分都患有慢性疾病，因此建议最好选择现磨、现煮的纯咖啡，若觉得太苦，可以加点牛奶中和，既营养，又健康。应该少喝花式咖啡和速溶咖啡，尤其是糖尿病、高血脂患者。

面对迅速兴起的咖啡文化，在身体状况允许的情况下，老年人也不妨给自己更多机会，静静地坐在某个角落，借一杯香味浓郁的咖啡，感受生活百味。

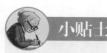 **小贴士**

　　近日，上海市第六人民医院郭起浩教授团队在营养学著名期刊《营养素》上发表了一篇题为《中国中年人及年纪较轻老年人中饮品摄入与认知受损的相关性》(*The Relationship Between Beverages Consumption and Cognitive Impairment in Middle-aged and Elderly Chinese Population*) 的研究论文。该研究显示，经常喝绿茶、咖啡、纯牛奶，可能会降低痴呆风险，是认知障碍的保护因素，并与性别有关。

（朱云霞）

19 补充营养有哪些好方法

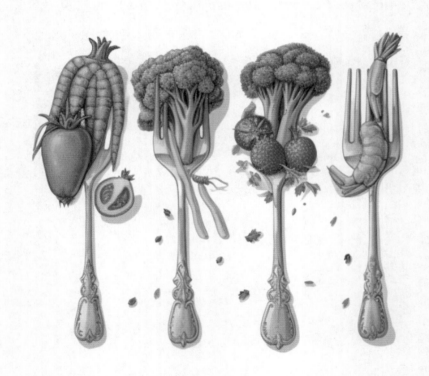

　　老年人的消化系统会随着年龄增长而衰老。因为牙齿缺失，导致咀嚼功能下降；由于嗅觉、味觉下降，使得进食欲望下降；由于消化酶分泌减少，胃肠道蠕动减慢，引起消化吸收不良；还有患有卒中和痴呆的老年人会出现吞咽障碍，导致进食量减少。所有的这些单一因素或者多个因素综合作用，导致老年人非常容易出现营养问题。在此，我们推荐一些小妙招，希望能帮助老年朋友增加营养。

（1）少食多餐：由于上述生理或者病理因素，老年人每餐摄食量会减少，那就增加进食次数，例如上午9：30，下午3：00，甚至晚上9：00，可以加餐。具体加餐的内容因人而异。

（2）制作辅食：参考婴幼儿辅食的制作方法，为老年人制作软食、半流质或者糊状食物。4个月以上的婴幼儿，可以逐渐添加辅食。很多父母为了卫生和营养都会亲自制作，如米糊、果泥、菜泥、肉糜等。市场上还有一些专门制作辅食的工具售卖。对于老年人，也可以参照这些食谱去制作软食、半流质或者糊状食物。现在很多家庭购买了破壁机，这是制作糊状食品非常好的工具。

（3）均衡营养，保证微量元素和维生素的摄入：蛋白质、碳水化合物、脂肪称为宏量营养素，钙、磷、镁、铁等称为微量营养素，维生素又分为水溶性的维生素B、维生素C，以及脂溶性的维生素A、维生素D和维生素E。这些营养素都是人体必需的，过多过少都有害健康。可以给老年人吃一些复合维生素和矿物质的片剂。

（4）喝汤的同时要吃肉：很多老年人认为高汤、鸡汤等有营养，喜欢喝汤却不吃肉。其实，高汤的绝大多数营养还是在肉里，汤里只有部分水溶性蛋白质，汤中所含蛋白质不及肉的10%，反而有大量脂肪。我们推荐，喝汤时弃去表面的油层，然后连汤带肉一起吃。

（5）聚餐：通过让老年人与家人共同用餐、集体用餐、陪伴用餐来愉悦用餐，可以增强食欲，促进消化吸收，从而保障营养需求。

（6）口服营养补充：口服营养补充剂（oral nutritional supplements，ONS），是以增加口服营养摄入为目的，将能够提供多种宏量营养素和微量营养素的营养液体、半固体或粉剂的制剂，加入饮品或食物中经口服用。目前大量的研究已经证实，ONS可以改善体重、生活质量、日常活动能力、肌力、呼吸肌功能、睡眠质量，降低患者的并发症发生率、再入院率。市场上有很多这类产品，粉剂使用最多。这类粉剂可以按照一定比例与水冲服，每天200~400毫升补充营养，具体用量可以去咨询老年病科或者营养科医生。

（7）适当活动：运动可以消耗能量，促进食欲，抗阻运动还有利于肌肉健康。可以适度进行举哑铃、拉弹力带、骑自行车等抗阻力训练。

 小贴士

　　膳食营养是保证老年人健康的基石。西方医学之父希波克拉底有一句名言："让食物成为你的药物，而不是让药物成为你的食物。"食物对于健康的意义不仅仅是营养支持，更是营养治疗，保证营养能使人的免疫细胞保持最佳战斗状态。老年朋友，行动起来，为自己增加营养，远离疾病！

（章晓燕）

20 如何补充蛋白质

　　蛋白质主要来源于肉类，我们建议老年人要顿顿都有肉，早餐如果不方便准备或者不习惯吃肉，那牛奶、鸡蛋是必需的。

　　按照中国人的饮食习惯，一天中蛋白质的摄入量往往是不均衡的：晚餐最高，午餐次之，早餐很少，甚至没有。然而，蛋白质在主餐中均匀分布最有利于体内蛋白质的消化吸收和利用。建

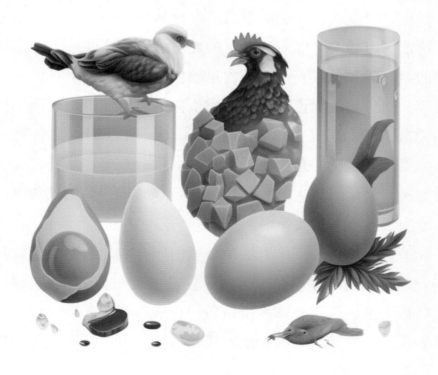

议每餐蛋白质摄入量为25~30克或0.4克/千克体重。早餐可以选择喝牛奶、吃鸡蛋，一个鸡蛋含有大约7克蛋白质，250毫升牛奶大约也有7克蛋白质。主要食物中的蛋白质含量（供参考）：每100克米饭中含蛋白质约2.6克，猪肉每100克含蛋白质约17克，牛肉每100克含蛋白质约20克，鱼肉每100克含蛋白质约15克，豆腐每100克含蛋白质约15克。

我们吃进去的蛋白质，需要消化成氨基酸后，再在人体内合成人体所需要的蛋白质。膳食蛋白质的氨基酸组成不同，因此刺激餐后蛋白质合成的潜力也不同。就氨基酸组成、消化率和生物利用度而言，大多数动物蛋白质比植物蛋白质质量更高。蛋白质刺激合成的潜力主要取决于亮氨酸含量。老年人摄入2.5~3克亮氨酸有助于改善骨骼肌合成代谢抵抗。乳清蛋白由于亮氨酸含量高，消化和吸收快，在刺激蛋白质合成从而保持肌肉质量方面特别有价值。市场上可以买到专门的乳清蛋白粉。此外，许多植物蛋白的赖氨酸和（或）蛋氨酸含量较低，因此限制了餐后合成代谢反应，这也是动物蛋白优于植物蛋白的重要原因。鸡肉不仅含蛋白质高，而且较柔软，脂肪分布均匀，所以鸡肉比畜肉更鲜嫩，味美且易消化。鱼肉肌纤维较短，水分较多，脂肪量少，故肉质细嫩，消化率高达95%~98%。因此，鸡肉、鱼肉比猪肉、牛肉、羊肉更适合老年人食用。

除了蛋白质摄入，体力活动是蛋白质合成的第二个主要刺激因素。因此，从生理学角度来看，这两方面最好能够结合起来。运动后摄入蛋白质对于体内蛋白质的合成作用大于静息状态下的蛋白质摄入，而且运动的刺激作用在训练后可以持续数天，这期间补充蛋白质能更加高效地刺激体内蛋白质合成。

总之，蛋白质是肌肉合成代谢的主要原料，老年人存在合成代谢抵抗，在肾功能无明显受损的情况下，应增加蛋白质摄入。尤其是肌少症老年人，可以从补充蛋白质中获益。三餐中的蛋白质摄入要均匀分布，尤其是早餐，必须要摄入蛋白质。动物蛋白优于植物蛋白。增加蛋白质摄入的同时配合体育锻炼，补充蛋白质的效果更佳。

 小贴士

对于牙齿不好或者吞咽功能障碍的老年人，可以将肉类加工成肉糜，做成丸子、包子、饺子、馄饨等食物，给老年人提供优质蛋白质。

（章晓燕）

21 预防心血管疾病应该如何选择食用油

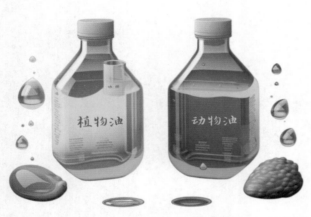

中国饮食讲究煎、炒、烹、炸，这其中不乏食用油的参与。心血管疾病的患者要求低脂饮食，目前中国约2.9亿（超过22%）的成年人患有心血管疾病，不健康的脂肪摄入是引起心血管疾病的主要因素。市面上有各种成分的食用油，那患者该如何正确地选择食用油呢？

虽然都是油，但不同食用油的成分却不大相同，对健康是否有利的评价指标有两个：第一，饱和脂肪酸含量。含饱和脂肪酸越多，对健康越不利。第二，必需脂肪酸的种类和比例。人体不能合成、需要靠食物来提供的脂肪酸称为必需脂肪酸（包括亚油酸、α-亚麻酸，均为多不饱和脂肪酸），必需脂肪酸对于维持人体多种器官的正常功能起着至关重要的作用。

含饱和脂肪酸的油主要见于猪油、牛油等动物油，还有一种是椰子油，动物油所含的饱和脂肪酸可使血清总胆固醇升高，所以，不适合冠心病的患者食用。不饱和脂肪酸主要见于菜籽油、花生油、芝麻油，在防治心脑血管疾病方面有一定的作用。

中国营养学会推荐的《中国居民膳食指南》指出，冠心病患者在日常饮食中摄取油建议每天不要超过20~30克，并提出要少吃肥肉和荤油。但是，少吃也不等于一点不吃。动物油虽然因其含饱和脂肪酸易导致动脉硬化，但它又能提供多烯酸、脂蛋白等人体必需的营养物质，可以起到维持人体饱腹感、维持体温、保护皮肤、保护和固定脏器等功能。因此，正确的吃油方法是植物油、动物油搭配或交替食用，以植物油为主、动物油为辅。

老年人在生活中使用食用油需注意以下几点：①油的总量不超过每天25~30克，烹调油应该是植物油和动物油2∶1的比例。②烹调过程中温度不宜过高，温度过高可引起不饱和脂肪酸氧化，过氧化的油脂可以促使恶性肿瘤、心脑血管病的发生发展，同时，过高的烹调温度可能造成不饱和脂肪酸键被破坏，会产生一定量的反式脂肪酸。③食用油种类经常更换是有好处的，食用油也是有有效期的，长时间存放也会氧化生成有害物质，危害人体健康。

小贴士

正确的吃油方法是植物油、动物油搭配或交替食用，以植物油为主、动物油为辅。

（赵　喆）

22　要吃低钠盐吗

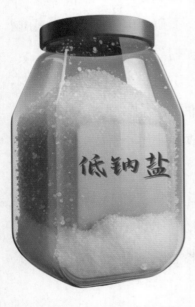

随着生活水平的提高，人们对健康长寿的需求也越来越强烈。俗话说：开门七件事，柴、米、油、盐、酱、醋、茶。在中餐中最重要的一味调味品就是盐。我国是一个高盐饮食国家，用盐量一直位居世界榜首。高盐饮食会引发一系列心脑血管系统的健康问题，于是就提出了"低钠盐"的概念。对于机体各项功能都有变化的老年人，是不是低钠盐适合每一个个体，如何吃才能更健康？那么，关于低钠盐，我们来聊一聊。

《中国居民营养与健康状况调查》显示，我国居民食盐摄入量为每天12克，比世界卫生组织建议的每天5克的2倍还多。而高盐饮食不仅对心脑血管系统有影响，还与骨质疏松、糖尿病、胃病、呼吸系统疾病等有一定关系。盐中的主要组成成分是钠离子，钠摄入过多后会引起水钠潴留，使血压上升。有研究显示，每天减少1.3克钠的摄入，可以降低收缩压5毫米汞柱。水钠潴留会加重心脏负担，诱发心力衰竭，患有肾炎、肝硬化的人，也会因过多钠的摄入而加重全身浮肿。过多的钠离子会与钙离子竞争，增加钙的排泄量，并刺激甲状旁腺素分泌增加，破坏骨质代谢的动态平衡，从而引发骨质疏松症。高钠还会使胃酸分泌减少，并抑制前列腺素 E_2 的合成，而前列腺素 E_2 具有提高胃黏膜抵抗力的作用，这样就使胃黏膜易受损而发生胃炎或胃溃疡。钠含量高会加速小肠对淀粉消化、吸收的速度，升高血糖。另外，支气管哮喘患者在摄入过量的钠盐后，更易发病或加重原有的病情。

高钠对人体有诸多危害，因此世界卫生组织建议各国降低食品中的钠含量，以促进更多人的健康。目前在英国，食品制造商调整产品配方，将成人的盐摄入量减少了约15%，显著降低钠的摄入量。近年来，我国也生产出低钠盐来满足人们的要求。

低钠盐，是以碘盐为原料，添加了一定量的氯化钾和硫酸镁，可以维持人体钠、钾、镁的平衡状态。低钠盐与普通盐相比，其含钠量低（氯化钠70%左右），富含钾（氯化钾30%左右），但是它减盐不减咸，因此可以减少钠的摄入，有助于维持人体的钠钾平衡，达到维系健康的作用。中老年人是心脑血管疾病的高发人群，且很多老年人都有味觉减退的现象，可能无意中会增加饭菜中的食盐用量，从而导致钠的摄入量增加。因此，对有老年人的家庭，低钠盐是很好的选择。

但也不是所有老年人都可以食用低钠盐，对于患有慢性肾衰竭和肾病综合征的患者，长期食用低钠盐会影响体内钾离子的代谢，另外，服用血管紧张素转换酶抑制剂和钙通道阻滞剂等降压药物的患者，也不宜长期食用低钠盐，会导致高钾血症。

小贴士

　　尽管低钠盐有很多好处，但是每个老年人都有各自不同的情况，因此还要根据自己的实际情况科学地选择低钠盐。

（赵　喆）

23 吃什么能抗癌

　　根据世界卫生组织的国际癌症研究所公布的2020年全球肿瘤统计，中国已真正跻身"癌症大国"行列。2020年，中国新增恶性肿瘤患者457万例，死亡300万例，发病率和死亡率分别占全球的23.7%和30%，均位居全球第一。其中，老年人是癌症高发人群，癌症发病率随年龄增长而增加。随着人们对癌症的重视，有关抗癌食品的新闻、文章也不断被转发、传播。不过，究竟有

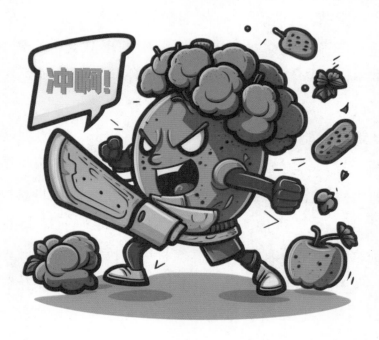

没有可以预防和抗肿瘤的食品呢？

我们常常听到各种各样的关于食品抗癌的报道，例如西兰花可以抗癌，绿茶可以抗癌，胡萝卜可以抗癌，难道真的有抗癌的食品？事实上，仅仅食用一种食物或某一种食物配料并不能抗癌。首先，虽然食物中有抗癌物质，但并不意味着食物就能抗癌，因为在对许多癌症患者的研究中，人们发现，从食物中提取的物质，可以有效地抑制癌细胞的生长，但往往需要将大量的食物进行提纯，才能得到有效抗癌物质。其次，动物实验的结果是无法完全复制到人体内的，人体细胞是一个非常复杂的体系。

目前，还没有任何一种食品和化学物质可以完全阻止肿瘤的发生发展。但是，如果平时能够保持平衡的饮食（包括蔬菜、水果、谷类、豆类，其他植物类、动物类的食物），是可以起到防癌、抗癌作用的。

（1）食用菌：冬菇中含有的葡萄糖苷酶、草菇中的草菇多糖和蛋白质、蘑菇中的多糖类、猴头菇中的多肽类等，对食管癌、胃癌、肠癌、肺癌等肿瘤有一定的防治作用。具有抗癌作用的还有木耳、银耳、灵芝、茯苓、冬虫夏草等。

（2）蔬菜：胡萝卜、白萝卜、葫芦、茄子、甘蓝等能促进细胞分泌的干扰素，能够提高患者的抗肿瘤能力，但却容易受热分解，因此生食以上蔬菜效果较好。大蒜对肿瘤细胞的生长有明显的抑制作用，如食管癌、胃癌、肝癌、胰腺癌、结肠癌、乳腺癌、宫颈癌等。在所有的水果中，蓝莓的抗氧化性最好，它富含花色苷、儿茶素、槲皮素、山奈酚以及其他的黄酮鞣花鞣酸和白藜芦醇，另外，蓝莓富含维生素C、维生素K、锰元素，以及膳食纤维，具有抑癌（口咽癌、喉癌、肺癌）的功效。近期也有研究发现，黄豆具有抗癌功效，尤其是预防结肠癌、直肠癌、乳腺癌和食管癌。

（3）海产品：海鲜是一种可以用于治疗恶性肿瘤的食物。鲨鱼的软骨能抑制癌细胞的生长，而鱼鳍则能有效地抑制癌症，因其富含硒、锌、钙、碘等无机盐。鱼油中的二十碳五烯酸具有抗癌的作用，这是一种多聚不饱和脂肪酸，主要分布在鱼油比较多的鱼中，例如青鱼、马哈鱼、沙丁鱼等。

（4）绿茶：龙井等绿茶是未经发酵的茶叶，具有很好的抗癌作用。绿茶被证明可以中和亚硝胺，可以防止胃癌。对于吸烟者而言，喝绿茶有助于排泄体内的致癌物，预防皮肤癌、胃癌、肺癌等疾病。其他茶，如乌龙茶、红茶、普洱，也有抗癌的作用，但绿茶是最佳选择。

 小贴士

　　把所有的希望都寄托在食品上去防癌是不行的，但是一个健康的饮食方式仍然可以减少患癌的概率。在日常饮食中，多吃一些能够减少患病危险的食品，并尽可能地避免食用那些会增加患病概率的食品，这对于我们的健康是非常有益的。

（陶　钧）

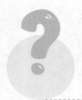

24 吃什么能软化血管

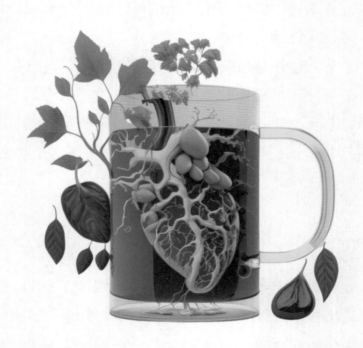

　　随着年龄的增加，老年人的血管逐渐老化，出现了血管硬化的现象。除了一些已经被明确证明对于血管病变有益的药物，如阿司匹林、他汀类药物等，很多食物对于抗动脉硬化也是有好处的。

　　胆固醇在血管壁上的沉积是导致动脉粥样硬化的重要原因，因此很多患者需要服用他汀类药物调节血脂，稳定血管壁上已经形成的斑块，不让斑块脱落。近日，美国梅奥诊所的研究人员在《营养学》期刊上发表的一篇研究论文首次证明：食物干预与降低胆固醇的药物一样有效。这项研究中所有食物均由已知对胆固醇水平产生积极影响的真实成分（核桃、杏仁、亚麻酸等）制成，每份食物都含有精确数量的纤维、n3-不饱和脂肪酸、植物甾醇和抗氧化剂等。结果发现，参与者在30天内低密度脂蛋白胆固醇平均降低了9%，其中一些人甚至降低了30%以上。该研究首次证明了食物干预与降低胆固醇的药物一样有效。

上述研究中采用的食物成分，都对软化血管有好处。

（1）高纤维食物：高纤维食物有助于降低胆固醇、血脂和血糖，从而减少血管硬化的危险。常见的高纤维食物包括全谷类、豆类、水果、蔬菜。

（2）富含不饱和脂肪酸的食物：常见的富含不饱和脂肪酸的食物包括橄榄油、坚果、鱼类等。玉米中亚油酸的含量高达60%以上，海带中亚油酸含量也非常丰富。

（3）富含抗氧化剂的食物：维生素C和维生素E具有抗氧化作用，能够保护血管内皮细胞，延缓血管硬化的进程。常见的富含维生素C和维生素E的食物包括柑橘类水果、草莓、绿叶蔬菜、坚果等。黑芝麻含有丰富的维生素E，对维持血管壁的弹性作用巨大，另外，其含有丰富的α-亚麻酸，也能起到降低血压、防止血栓形成的作用。由于黑芝麻的营养成分藏在种子里，因此，必须破壳吃才有效。建议先炒一下，让芝麻爆开，或是将黑芝麻打磨成粉食用。茶叶中的茶多酚也是抗氧化剂，动物实验和流行病学调查均证明，饮茶可减少胆固醇在动脉壁上的沉积，抑制血小板凝集，增强纤溶酶活性，抗血栓形成。

（4）植物甾醇：植物甾醇是天然存在于植物中的一类功能性成分，也称植物固醇，简单理解就是植物中的胆固醇。植物甾醇的物理化学特性与胆固醇相近，使它可以在肠道的吸收过程中与胆固醇竞争，减少胆固醇进入血液的机会，从而降低血液中"坏"胆固醇的浓度，减少它在血管内的蓄积。常见食物中植物甾醇含量最高的是植物油，含量前三为玉米胚芽油、菜籽油、芝麻油。

 小贴士

软化血管的食物只是预防血管硬化的辅助方法，不能替代其他治疗方法。老年人应全面评估动脉硬化危险因素及动脉硬化程度，在医生指导下合理饮食及用药，延缓动脉硬化进程，减少心脑血管疾病的发生。

（金　俊）

25 吃什么能增强免疫力

很多老年人比年轻人更容易患病，并发症多，这不仅是因为老年人有很多基础疾病、脏器功能下降，而是因为其免疫力也比年轻人差。因为随着年龄的增长，老年人的器官功能逐渐衰退，免疫力下降，当遇到病原体的时候，不能迅速产生抗体来攻击病原体，也不能直接杀死病原体，因此，提高老年人的免疫力很重

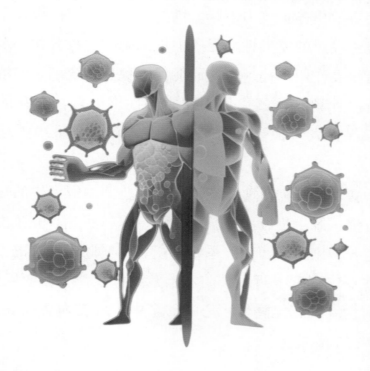

要。老年人日常生活中，除了养成良好的生活习惯，例如保持运动习惯、戒烟限酒外，还需要合理膳食，通过饮食来摄取营养，这样才能补充足够的营养，从而提高机体免疫力。那么，哪些食物能提高老年人的免疫力呢？

（1）蛋白质：蛋白质是组成人体免疫系统的主要物质基础。如果身体缺少蛋白质，免疫力就会下降。所以，要多吃蛋白质丰富的食物，如鸡蛋、牛奶、瘦肉等。当然，老年人也可以补充一些蛋白粉，因为很多老年人消化系统衰退，许多食物不容易消化分解吸收，所以需要视个人具体情况来补充蛋白粉，更利于吸收。

（2）维生素：维生素可以增强免疫力。正常情况下，人体需要适量的维生素来维持身体健康和正常的免疫功能。例如，人体维生素D缺乏可能导致佝偻病或者免疫力下降。另外，维生素C缺乏也会导致机体免疫力下降。维生素A是脂溶性维生素，它能维持呼吸道黏膜的完整性，促进上皮细胞的生长分化，对维持免疫系统有重要作用。此外，它还能促进免疫系统细胞的活性。维生素E是一种具有抗氧化作用的脂溶性维生素，它有助于清除自由基，保护人体免受自由基的伤害，在免疫系统中起着重要作用。

（3）膳食纤维：膳食纤维是肠道有益菌发酵产生的短链脂肪酸，具有促进肠上皮细胞生长、代谢，保持肠黏膜完整性，抑制有害菌生长，维持肠道免疫系统平衡，促进肠道健康的作用。膳食纤维在一定程度上可以预防和治疗某些疾病，改善肠道菌群。另外，膳食纤维还能降低冠心病、卒中等心脑血管疾病的发生，提高人体抗氧化能力。

（4）蜂蜜：蜂蜜是一种天然的保健食品，含有丰富的氨基酸、维生素、矿物质等营养物质，具有调节机体功能、增强免疫力的作用。蜂蜜含有多种人体必需的微量元素，具有增强人体抗病能力的作用。老年人常吃蜂蜜制品，对身体健康有好处。

（5）钙：牛奶是最好的钙质食物。牛奶含有丰富的钙质，对预防骨质疏松有一定的作用。缺钙会导致免疫力下降。

（6）海鲜：海鲜含有丰富的蛋白质，可以增强免疫力。海产品蛋白质含量高、富含优质蛋白，易消化吸收。

（7）新鲜蔬菜：蔬菜含有丰富的抗氧化成分，如维生素C、胡萝卜素等。为了保护血管、预防疾病，可以多吃一些绿色蔬菜。蔬菜中含有丰富的维生素和微量元素，是一种很好的"补品"。它具有预防疾病、调节机体功能、增强体质的作用。多吃蔬菜可以促进人体新陈代谢，增强免疫力。

小贴士

想要解决"老年人增强免疫力该吃什么"的问题，关键还是要给老年人提供充足的营养，包括蛋白质、绿色蔬菜、维生素和微量元素等，饮食上要注意粗细搭配，多吃粗纤维食物和优质蛋白，如瘦肉、牛奶、鸡蛋，这样才能保证身体健康。当然，日常生活中要注意饮食均衡，多做运动，保持良好的生活习惯，同时还要增强身体的抵抗力。

（陶　钧）

疾病与营养

26 没有食欲怎么办

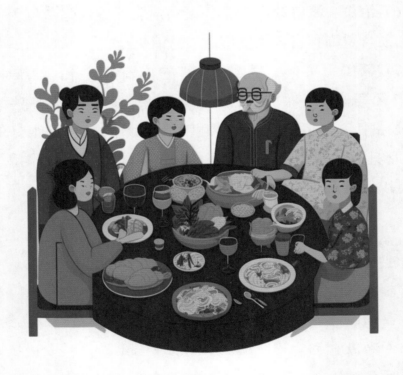

　　家中的老年人经常会出现食欲不振的情况，吃什么都没胃口，对美味佳肴越来越不感兴趣，有时候甚至懒得吃饭。为什么会这样？食欲是老年人身体健康的"晴雨表"，长期食欲不振容易导致营养不良、体质下降，继而引起衰弱、肌肉无力、病程和住院时间延长等一系列临床问题。

老年人食欲不振可能与衰老、疾病或者药物副作用有关。

与增龄相关的导致食欲不振的五大原因：①新陈代谢降低和体育锻炼减少。②嗅觉与味觉改变。③牙齿问题或胃肠道变化。④无法自己准备饭菜。⑤生活环境的改变。导致食欲不振的十大疾病因素：①沮丧或孤独。②认知相关疾病。③药物副作用。④失眠。⑤帕金森病。⑥癌症。⑦口腔和咽喉感染。⑧牙周疾病。⑨唾液腺功能障碍。⑩甲状腺疾病。

如果发现身边老年朋友的饮食习惯发生了变化，体重波动较大，应首先咨询医生，再调整生活习惯。但是，不管老年人食欲下降是由于增龄还是健康问题，照料者都可以采取一些积极的措施来帮助他们获得足够的营养。

（1）改善味觉：在慢病管理过程中，部分药物会导致口干、唾液分泌不足，使食物味道发生改变，难以下咽。针对这一情况，可以添加一些调味品来增加食物口感，例如，在喝水时加入枸杞、大枣或切片的柠檬，以改善口感。

（2）鼓励社交餐：对老年人而言，由于活动能力受限、配偶去世、子女工作繁忙等因素，往往会面临独自用餐的境地，老年人常感到孤独，食不知味。可以鼓励老年人积极参加聚餐。

（3）增加营养密度而非分量：大分量的食物，会让食欲不佳的老年人产生压力。这时，我们可以通过增加食物的营养密度来增加能量摄入。例如，使用全脂奶粉拌土豆泥就可以大大地提高热量。在谷物中加入一些植物油，或者牛油果、香蕉、水果干、红薯、各种豆类也都可以提高营养素的密度。如果老年人实在很瘦，吃适量的甜食和快餐也是可以的。

（4）规范饮食时间：俗话说："一日三餐，食之有时。"按时进餐有助于脾胃养成消化规律。老年人由于代谢减慢、消化能力弱等，正餐时可能没有食欲，可以先让老年人吃些开胃的小点心、喝一点自己喜欢的果蔬汁或者淡茶水，然后再慢慢开始适应正餐，这样可以刺激人体的"饥饿信号"。

（5）良好的精神状态可增加食欲：相关研究表明，人的消化液分泌和胃肠蠕动与精神状态密切相关。适当改善就餐环境，播放舒缓音乐，可令老年人心情放松和舒适，从而增加食欲。

（6）制订饮食计划：首先，将每天3顿正餐拆分为每天进食6~8顿"小餐"，并且去寻找老年人一天中食欲最大的时间段，可以让老年人在这个时间进食一天中的大部分营养物质。即使老年人没有进餐意愿，也可以尝试在每天同一时间段进食少量饭菜或水果、牛奶。另外，记得定期更换菜单以保持新鲜感。尝试不同尺寸的盘子及汤匙也是有助于增进食欲的。

 小贴士

　　除了上述方法，增加老年人食欲的最佳方式是——陪伴，作为家人的我们，即使工作再繁忙，路程再遥远，也要记得常回家看看，陪他们吃一桌普普通通却又幸福满满的家常饭。

（朱云霞）

27 没有牙或者牙齿不好怎么吃

没有牙或者牙齿不好的老年人饮食需要以软食、流质、半流质为主，但需要在种类上多样化，才能保障能量。

牙齿咀嚼是进食的第一道关卡，牙齿的数量和质量也是保证能量摄入的重要条件。正常成年人牙齿数量在28~32颗，老年人牙齿数量小于21颗以后就有可能带来营养摄入不足的问题了。我国的一项多中心研究显示，牙列缺损/

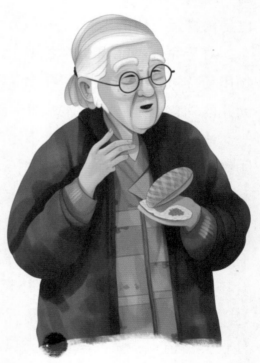

牙列缺失老年人的饮食多样性更低，营养状况更差。就单一食物种类而言，与≥20颗牙齿组相比，无牙组、1~9颗天然牙组和10~19颗天然牙组的新鲜水果、新鲜蔬菜、肉类、鱼类和水产品、鸡蛋、豆类、腌制蔬菜、茶和大蒜的定期摄入率较低，但对糖类和甜食的摄入率更高。在牙列状况差的群体中，不戴义齿者比戴义齿者对大多数食物的摄入率均更低。

没有牙或者牙齿不好的老年人进餐主食应以流质（如牛奶、豆浆）、半流质（如稀饭、烂面条、馄饨）、软食（如发糕、馒头、软米饭、包子）为主。要保证蛋白质的摄入，可以在面条或者粥里放一些肉糜或者蛋类，这样能够使食物更加有营养。蔬菜可以做成蔬菜泥或者蔬菜羹，有营养，又美味，而且非常方便咀嚼。豆腐也是一种比较好的食品，质地非常软，而且营养丰富，也是植物蛋白质的来源。

对于完全不能咀嚼的老年人，可以选择匀浆膳，将所有的食物用粉碎机打碎成糊状，再让老年人食用。市面上销售的一些婴幼儿的辅食也是一种选择，如米糊、各种果泥等，品种繁多。

当老年人存在能量摄入不足时，可以考虑口服营养补充，口服营养补充是以增加口服营养摄入为目的，将能够提供多种宏量营养素和微量营养素的营养液体、半固体或粉剂的制剂，加入饮品或食物中经口服用。口服营养补充属于营养均衡的配方，它含有人体所需要的三大营养素、各种矿物质和维生素等。当经口饮食不能或不足时，口服营养补充制剂是可以作为代餐或加餐的。这类产品多以液体或粉剂的形式出现，与日常饮食相近，服用方便快捷。值得强调的是，这类口服营养补充制剂属于药品，并不是保健品。

小贴士

对于年纪不算太大的老年人，我们主张积极进行缺牙的修复。目前方式有很多，包括牙冠修复、牙桥修复、牙种植修复等，每种方式都有其优缺点。患者在选择修复方式时，应该根据自己的牙齿状况，结合专业的口腔医生的建议，从而选择最适合自己的修复方式。

（朱云霞）

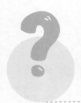

28 吞咽困难的老年人怎么吃

　　随着年龄的增长，可能会出现下面这些症状：进食常容易被呛住、胃口和食欲变差、进食后胸部常有饱满感、食团常堆积于口腔面颊两侧等处、进食缓慢、进食时间变长；常发生发热、肺炎，喉头残存未吞咽完的食物，反复清理嗓子、咽东西觉得费力常伴硬噎、咳嗽，进食后嗓音异常、声音嘶哑，体重下降。

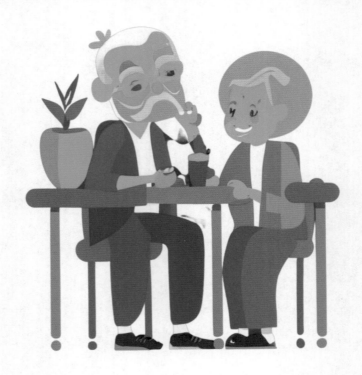

如果出现这些症状，那么很有可能出现了吞咽障碍，也是我们常说的吞咽困难。确实，随着年龄的增长，消化系统功能减弱，口腔腺体萎缩，唾液分泌减少，食管肌肉萎缩，均可导致吞咽功能减退。还有老年人的牙齿脱落、缺失，口腔敏感性减退，手眼协调动作减退，情绪低落、抑郁等，这些都是导致吞咽障碍发生的原因。随着我国逐步老龄化、人类寿命延长和疾病伤害增加，以及一些药物的应用，吞咽障碍的发生率日益增加，且已成为威胁高龄患者生存的常见问题之一。

那么，吞咽困难的老年人到底该怎么吃呢？

（1）进餐的环境：进餐前30分钟休息，做好进食的准备，环境宜安静，阳光及照明均在明亮、舒适之中。

（2）进餐的体位：如为卧位，应使其躯干上抬30°，头颈前屈，偏瘫侧肩部以枕垫起，减少鼻腔逆流的危险，同时也减少误咽。如为坐位，使其躯干前倾约20°，颈部稍向前屈曲，使舌骨肌张力增高，喉上抬，使食物易进入食管，防止误咽及诱发吞咽反射。

（3）进餐的餐具：①进食的勺子。推荐小的、表浅的圆头勺子。这样的勺子很容易将食物送入口腔内，也不需要患者张口很大，而且可以限制一口量，不至于进食过多而造成误吸，也可以选择注射器将糊状或者液体食物送入口腔。②喝水的杯子。推荐使用缺口杯进行饮水。在使用杯子时，可以采用杯沿一边高一边低的杯子或者缺口杯，有助于防止颈部过伸，减少误吸。

如果通过上述进餐习惯、环境等调整，老年人还是存在吞咽障碍的症状，那么我们就必须在饮食上做出调整。这时建议老年人摄入吞咽障碍食品。吞咽障碍食品是指通过加工，包括将食物粉碎或添加增稠剂、凝固剂等食品调整剂后制成的符合吞咽障碍人群经口进食要求的特殊食品。吞咽障碍功能食品需具有一定内聚性、合适的黏着性、一定的硬度和变形能力，便于老年人顺利吞咽食物，减少误吸。

 小贴士

　　如果老年人吞咽障碍很严重，那么管饲喂养就成为最终的选择。

（朱云霞）

29 高血脂就不能吃鸡蛋了吗

　　高脂血症是老年人常见的疾病，若我们到医院检查发现空腹血清中总胆固醇超过5.72毫摩尔/升、甘油三酯超过1.70毫摩尔/升时，就可诊断为高脂血症。一般来说，中老年人的血脂偏高发病率会比年轻人高，这是因为随着年龄的增长，身体机能下降，代谢胆固醇的速度也随之下降，因此容易发生血脂偏高。

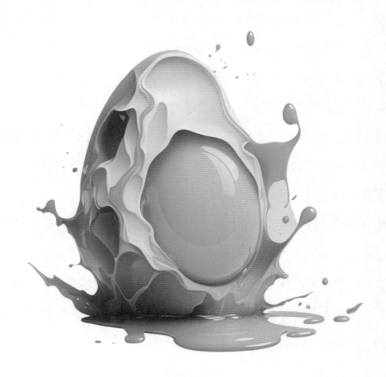

　　患有高血脂的老年人常常会问的问题就是能不能吃鸡蛋。提出这个问题主要是因为很多人认为鸡蛋的蛋黄中含有大量胆固醇，因此就认为，吃鸡蛋会诱使原本的高血脂病症进一步加重。

　　人体的胆固醇主要有两个来源：一是内源性的，就是由人体的肝脏自己产生，占人体总胆固醇的70%~80%；另一种是外源性的，即我们通常吃进去的，占人体总胆固醇的20%~30%。但是，每个人外源性胆固醇代谢受遗传和代谢状态等个体因素的影响，存在很大的个体差异。有人膳食胆固醇摄入量高，反而会抑制自身内源性胆固醇生成，体内总胆固醇并不升高；而有的人膳食胆固醇摄入很低，但因内源性胆固醇代谢障碍，反而出现高胆固醇的现象。因此，鸡蛋表示这个"锅"它不背。1999年，哈佛大学发表在《美国医学会杂志》的论文调查了12万人的饮食与心脏病情形发现，吃鸡蛋与心脏病没有具体关联。2013年发表的一项荟萃分析整合了17份、达308万人的研究也发现，鸡蛋摄入与心脏病发生无关。2018年刊登在《英国医学杂志》上的、由北京大学公共卫生学院李立明团队与中国医学科学院、英国牛津大学合作的研究更是发现，在512 891名中国人中，每天摄入鸡蛋的人群，其心血管疾病发病风险降低11%、缺血性心脏病风险降低12%，出血性卒中发病风险降低约1/4。

　　和我们平时认知不同的是，一个鸡蛋中含有的胆固醇含量实际上并不是太高，经检测，100克蛋黄的胆固醇含量只有1 510毫克左右。而且，鸡蛋真的是一种超级食物！它本身不仅含有丰富的蛋白质，而且富含胆碱、磷脂、叶黄素、叶酸、B族维生素、维生素D等多种人体必需的营养素，对维持人体健康起着重要的作用。只要通过平时简单的锻炼，蛋黄中的胆固醇很快就可以被消耗掉。如果仅仅因为担心血脂升高就完全不吃鸡蛋，对于身体健康而言，其实也是非常不利的。

 小贴士

　　诊断为高血脂的老年人也可以吃鸡蛋，包括蛋黄。每周吃鸡蛋不要超过3个，大约隔天吃一个比较合适，或者每天吃半个也不错。鸡蛋对人体的营养贡献，远远大于它"可能"带来的"高胆固醇"风险。

（赵　喆）

30 胃不好，吃什么能养胃

随着年龄的增长，身体的各个器官功能会出现逐渐退化，消化系统也是如此。所以，很多老年人都会出现肠胃不适的现象。出现这种现象后，老年人一定要注重饮食的调理。我们知道，胃是人体消化吸收营养物质的器官，对于肠胃不好的老年人，我们主张吃容易消化吸收、不增加胃肠道负担的食物，吃对胃黏膜有保护作用的食物，避免吃伤胃的食物。

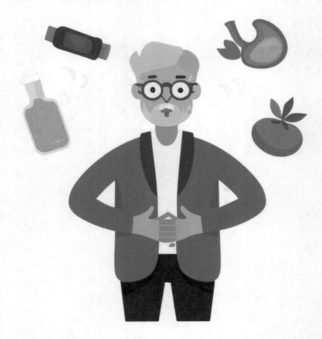

容易消化吸收的食物，主食主要有粥和面条。推荐小米粥，小米粥含有丰富的维生素、矿物质，容易被消化吸收，还含有大量的铁元素，能够预防缺铁性贫血。可以做成小米南瓜粥、小米红枣粥、小米海参粥等。值得注意的是，熬粥所用的米最好是优质的新米，否则小米粥的滋补作用会大打折扣。容易消化吸收的主食还有烂糊面条，为了增加营养，可以在面条中加入肉糜、鱼泥、细碎的蔬菜等。但要注意，不能太油腻。

还有一些食物，可能具有保护胃黏膜的作用，如山药，山药富含多糖，多糖对胃黏膜有保护作用，枸杞、黑木耳、香菇等各种菌菇类食物，也富含多糖。另外一类食物，如南瓜、胡萝卜、番茄等橙红色的果蔬，可以补充维生素A，可能对于胃黏膜细胞修复有好处。

老年人胃不好，一定要避免或者减少辛辣刺激食物、甜食、油腻食物的摄入，少吃太冰、太冷、太硬的东西。同时，要坚持规律进食，细嚼慢咽。另外，可以补充肠道益生菌，吃一些消化酶促进消化。

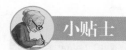　**小贴士**

　　"绿茶伤胃，红茶养胃"这种说法不正确，红茶和绿茶相比只是对胃刺激小、不伤胃而已，不存在养胃的作用。另外，胃食管反流病患者不建议喝浓茶，容易加重反流。

（朱云霞）

31 脂肪肝患者饮食应该注意什么

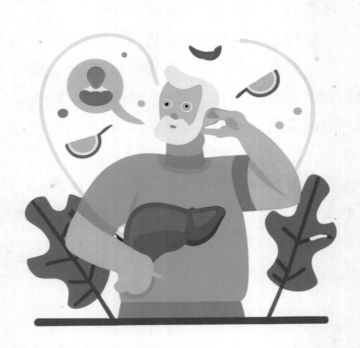

　　脂肪肝是指肝细胞内脂肪含量异常增多，可以是由于饮食、代谢、遗传等多种因素引起的。常见的脂肪肝分为两种类型：酒精性脂肪肝和非酒精性脂肪肝。酒精性脂肪肝是由于酗酒导致肝脏过多摄取和合成脂肪而引起的，而非酒精性脂肪肝则是与代谢综合征、肥胖、高胆固醇、高血压、糖尿病等因素相关。脂肪肝不仅会影响肝脏的功能，还可能导致其他健康问题。

老年人器官功能下降，控制内环境平衡的能力减弱，营养风险增加，所以老年人脂肪肝饮食治疗不能只是简单强调"低糖、低脂、低碳水化合物"。

尽管脂肪肝通常与肥胖有关，但是要避免吃得过于清淡。因为吃得过于清淡或饮食结构不合理，会导致缺乏必要的营养素，肝脏无法正常代谢脂肪，从而使脂肪在肝脏中积累。

以下是给老年脂肪肝患者的一些饮食治疗建议。

（1）维持能量平衡：老年人通常需要较少的能量摄入，因为他们的代谢率相对较低。根据年龄、性别、体重和身体活动水平来估算总能量消耗，可以用以下公式计算老年人的热量需求（estimated energy requirement，EER）：

• 女性：354.1–[6.91×年龄（岁）]+PAC×[9.36×体重（千克）+726×身高（米）]。

• 男性：661.8–[9.53×年龄（岁）]+PAC×[15.91×体重（千克）+539.6×身高（米）]。

上面公式中的PAC为身体活动系数（physical activity coefficient），按如下方式确定：

• 久坐：PAC=1.0。

• 低水平活动：PAC=1.12。

• 活动：PAC=1.27。

• 大量活动：PAC=1.45。

虽然一些研究表明，超重或肥胖对死亡率的影响随年龄增加而减弱，但对于肥胖的老年人来说，减肥仍然有利于改善代谢和功能。

（2）健康的饮食模式：应限制摄入红肉（如牛肉、羊肉）和加工肉类（如香肠、热狗、牛肉干）、不健康脂肪（饱和脂肪和反式脂肪）、糖、钠和酒精。研究表明，含糖饮料是导致体重增加和肥胖的关键因素。如果添加糖的供能比高，个体可能就难以在能量限制范围内满足自身营养需求。应多摄入水果、蔬菜、豆类、坚果和全谷物。

• 水果和蔬菜：蔬菜和水果富含纤维、必需维生素和矿物质、其他可能有益的化合物以及低血糖指数的碳水化合物。膳食纤维可以促进肠道蠕动，预防便秘，降低血糖和血脂水平。但应限制果汁摄入量，因为果汁热量往往较高，且纤维只存在于完整水果中，果汁没有纤维带来的额外益处。

• 全谷物：全谷物包括糙米、全麦面包、全麦谷物和燕麦片等，这些食品是纤维及其他营养素的优质来源，也可视为低升糖指数的碳水化合物。应尽可能用全谷物替代精制谷物（如精白米、白面包等）。

• 减脂乳制品：乳类食物包括奶和以奶为原料制成的食物，是蛋白质、钙、维生素D和钾的优质来源。较健康的乳制品包括低脂或脱脂奶、低脂或脱脂原味（无糖、无风味）酸奶等。

• 富含蛋白质的食物：蛋白质是老年人保持肌肉和骨骼健康的重要营养素，蛋白质还可以提高胰岛素的敏感性。富含蛋白质的食物包括禽肉类、豆类、种子、坚果、鱼类和大豆制品（如豆腐）。研究发现，摄入坚果可降低心肌梗死或卒中的风险，花生、核桃、木本坚果降低心脑血管事件风险的作用相似。

• 健康脂肪：应选择多不饱和脂肪和单不饱和脂肪代替饱和

脂肪和反式脂肪。健康脂肪是指多不饱和脂肪和单不饱和脂肪，它们的良好来源是某些油类（如玉米油、花生油、橄榄油和菜籽油），以及牛油果、某些坚果。不健康脂肪是指饱和脂肪和反式脂肪。饱和脂肪常见于动物性食品，如红肉和全脂乳制品，也常见于某些植物性食品，如椰子油和棕榈油。反式脂肪可见于某些快餐以及原料表中含有的氢化油、酥油等。

• 控制饮酒量：酒精在肝脏中代谢，饮酒加重肝脏损害，导致脂肪肝和其他健康问题，老年人应该控制饮酒量。

• 远离来源不明药物：药物多数要经过肝脏代谢，老年人器官功能下降，乱用来源不明的药物势必加重肝脏负担，需警惕各种宣传可以治疗脂肪肝的保健药品。

总而言之，在总热量一定的情况下，遵循低糖、低脂的平衡膳食原则，保证足量优质蛋白质、膳食纤维和维生素的摄入，减少含饱和脂肪酸、反式脂肪酸、高糖类的饮食。

小贴士

老年人的身体状况和健康问题各有不同，必要时在医生的指导下，综合考虑营养需求，制订个性化的饮食治疗方案，包括食谱、食物选择、食量控制、饮食时间等，达到最好的治疗效果。

（张　莉）

32　肾功能不好不能吃豆制品吗

　　全国老龄工作委员会办公室和中国营养学会于2022年11月21号联合发起了《中国老年人膳食指南（2022）》。根据2010—2012年全国性的营养调查显示，我国人均豆类摄入约为10克，这与权威医学期刊《柳叶刀》建议的"每天最低需摄入60克"相比，是严重短缺的！同时，《英国医学杂志》《美国医学会杂志》等期刊报道指出，多吃豆制品不但能降低34%的死亡风险，还有

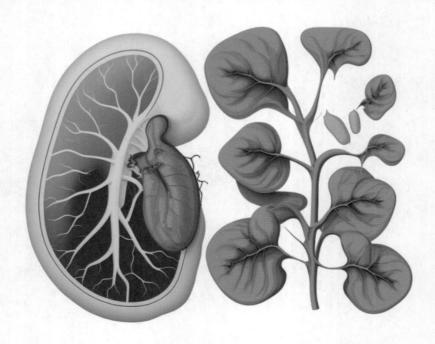

助于健康和长寿，在防治心血管疾病、降低痴呆发生，改善呼吸疾病、阻塞性睡眠呼吸暂停、骨关节炎、胆结石等方面也有一定的效果。在《中国老年人膳食指南（2022）》中，"大豆类食品应确保摄取足够量"作为核心推荐，这一点再次说明了其健康、营养的重要性。

虽然豆制品很好，但对肾功能不全的老年人而言，豆制品常和他们无缘，因为过去人们普遍认为：豆类和豆类食品中含有大量的非必需氨基酸，会加重肾脏负担。所以，对于肾功能不全的患者来说，大豆蛋白是不能吃的。因为人体吸收和利用蛋白质时，会产生一种含有氮的代谢物，这是一种常见的尿毒症毒素。而动物蛋白的必需氨基酸比植物蛋白要多，可以充分地生物利用，减少体内的代谢废物，所以肾脏病和慢性肾功能不全的患者最好摄入高质量的蛋白质，而植物蛋白（如豆类）则要严格控制，避免加重肾脏负担、加重病情。

但是目前大量的研究结果显示，豆类产品中的大豆蛋白优于动物蛋白，不仅含有丰富的人体必需氨基酸，其含有的大豆异黄酮等对肾脏也有一定的保护作用。大豆中的脂肪以不饱和脂肪酸为主，它能有效地改善肾脏疾病的血脂代谢。由于在制作的时候，大部分的嘌呤都被清除了，所以尿酸高、痛风的朋友也可以适量食用。

那么哪些豆类才是大豆呢？大豆是指黄豆、黑豆和青豆（毛豆）。绿豆、豇豆、鹰嘴豆、芸豆等都是杂豆类，其中以淀粉类为主，蛋白质含量不高，钾、磷、嘌呤也比较高。所以，在购买豆类产品时一定要擦亮双眼，选择用大豆做的豆类产品。市面上豆类产品种类很多，一些含有过多油和盐的加工食品（如腐竹、油豆腐、豆干等）会导致高血压、水肿、高血脂等。最适合"肾友"食用的豆类产品是豆腐和豆奶。如果是肾脏疾病的老年患者，建议每日摄入50~100克豆腐、200~400毫升豆浆。

同时，需注意，豆类虽然美味，但千万不要贪多！吃得太多也会增加肾脏的负担。高尿酸血症、高磷血症、高钾血症等人群不宜食用豆类食品，主要是由于嘌呤、磷、钾的含量高，容易引起痛风，从而导致代谢紊乱。

 小贴士

　　老年肾病患者可以吃豆制品，但要适度；豆类指的是黄豆、黑豆、青豆，豆制品以豆腐、豆奶为主；痛风、尿酸高、血钾高的患者都要慎用。

（陶　钧）

33 尿酸高的人饮食应该注意什么

据统计，高尿酸血症已成为仅次于糖尿病的第二大代谢性疾病。目前我国高尿酸血症的患病率达到13.3%，患者超过1.8亿。高尿酸血症已成为继高血压、高血糖、高血脂这"三高"后的第四高，尿酸已经成为体检的必查项目。正常饮食状态下，两次空

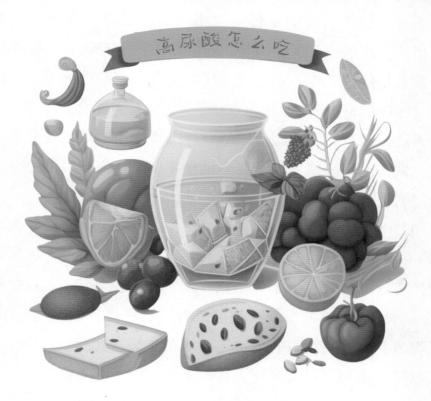

腹检测血尿酸水平＞420微摩尔/升就被诊断为高尿酸血症。高尿酸血症对人体造成极大危害，尿酸在体内累积到一定程度，就会引发痛风，造成慢性肾损伤、关节炎，甚至促使动脉硬化发生，增加糖尿病患病风险等健康问题。

为什么尿酸会高？

如果把人体比作一座工厂，尿酸就好比工业生产时的废物。工厂里垃圾堆放的多少，不外乎两方面因素：废物产生的速度，以及垃圾处理的速度。尿酸这种废物产生的来源有外源性和内源性两种：内源性尿酸是人体代谢过程中自行产生的，外源性尿酸是由食物中的嘌呤等分解而来的。进食嘌呤含量高的食物，如动物内脏、海鲜、鸡鸭鱼肉、蘑菇、紫菜等，都会使血尿酸浓度升高。此外，饮酒，特别是长期饮用啤酒，也是血尿酸增高的原因。当然，这里需要说明的是，尿酸是体内本身就存在的代谢产物，注意是代谢产物，不完全是代谢废物！正常情况下，人体每天新生成尿酸600毫克，排出600毫克，保持着平衡。

因此，通过控制外源性尿酸（即由食物中的嘌呤等分解）来降低血尿酸水平变得尤为重要，也是我们老年人可以通过努力做到的。那么，我们该如何正确地吃呢？

2022年7月，奥地利风湿病学和康复学会发布了更新版的《痛风和高尿酸血症患者的营养和生活方式建议》。这版建议中提到的高尿酸血症患者不建议摄入的食物包括红肉（＜2次/周）、内脏、香肠、贝类的海鲜、啤酒或者烈酒、含糖软饮料、果汁、高果糖食物；建议食用的食物包括低脂牛奶、乳制品、樱桃、咖啡、低嘌呤蔬菜（如西兰花、卷心菜）、鱼类（1~2次/周）。结合中国的国情，菌类（如金针菇、香菇）和豆制品等这些国人喜食的食材富含嘌呤，也要少吃。辛辣食物（如辣椒、花椒）本身具有刺激性，如果尿酸过高之后体内有炎症，已经产生了关节部位的疼痛感，此时，需要少吃辛辣食物，避免对身体造成刺激，甚至导致痛风出现。此外，我们还应该多喝水，多吃成碱性食物（如蔬菜、水果）以碱化尿液，均有利于尿酸排泄。在烹饪方式上多选择清蒸、水煮、焯拌、炖等烹调方法，避免煎、炸、烤。

 小贴士

　　尿酸高的患者饮食调理很重要，最重要的就是低嘌呤饮食，另外要注意多喝水。

（朱云霞）

34 缺铁性贫血怎么补铁

　　老年人到医院就诊或者体检时，血常规报告常常提示贫血。老年人贫血后容易出现乏力、气促、头晕、心悸，严重者可以出现呼吸困难、心跳过速等危及生命的症状。其中，最常见的贫血类型是缺铁性贫血，需要补充铁剂治疗。通常首选口服铁剂，但是对于不能或不愿忍受口服铁剂的胃肠道不良反应的老年人来说，使用静脉铁剂要优于口服铁剂，补铁速度更快。

　　静脉注射剂常用的有蔗糖铁和含糖氧化铁，铁剂的使用剂量取决于治疗的目标是纠正贫血还是完全补足铁储备。一般根据患者的体重、目前的血红蛋白浓度，以及每毫升铁剂中元素铁的含

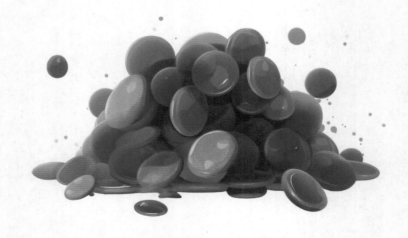

量来计算剂量。但是，静脉铁剂有可能引起过敏反应，包括可能危及生命的全身性过敏反应，不过这些严重过敏反应是极其罕见的。静脉铁剂一定要在医生的指导下使用。

口服铁剂更安全、便捷。成人缺铁的推荐治疗方案是每日给予元素铁150~200毫克。常用口服铁剂有：硫酸亚铁、富马酸亚铁、葡萄糖酸亚铁、多糖铁复合物、右旋糖酐铁、琥珀酸亚铁。只需服用其中一种即可。最传统的是硫酸亚铁和富马酸亚铁，其疗效肯定，价格便宜，但胃肠道副作用较大，近年出现的硫酸亚铁控释剂，每日服用一次即可。

口服铁剂补铁时要注意以下几点，可以提升补铁速度。

（1）不要将铁剂与食物一同服用：特别注意的是要将铁剂与含钙食品和饮料（牛奶）、钙补充剂、谷物、膳食纤维、茶、咖啡和蛋类分开食用。

（2）应当在服用抗酸剂前2小时或服用后4小时服用铁剂：在弱酸性介质中，铁以亚铁的形式最易被吸收。胃酸有助于铁的吸收，一些减少胃酸的药物可能会影响铁的吸收，例如，抗酸剂、组胺受体阻滞剂、质子泵抑制剂。同样的道理，配合口服维生素C有助于铁剂吸收。老年人也可以通过多摄入富含维生素C的食物（如柑橘类水果、草莓、花椰菜等）来提升铁元素的吸收效率。

（3）尽量减少口服铁剂产生的胃肠道副作用：口服铁剂非常容易引起胃肠道副作用。减少这些不良反应的策略包括使用控释片减少服药片数、调整饮食，以及换为液体制剂等。

（4）限制咖啡和鞣酸：含鞣酸高的食品、咖啡和茶叶中咖啡因，均能减少食品中铁的吸收，故在进餐时，应避免饮用这些饮料。

（5）进食含铁丰富的食物：动物肝脏是补铁首选，其次是动物性食物，如红肉、海产品虾米、蛋等。红肉一般指哺乳动物的肌肉组织，如牛肉、猪肉和羊肉等，它们通常含有较高的蛋白质和铁元素。有些植物性食物含铁也高，如海带、紫菜、木耳、豆类食品等，但是植物性的食物中铁吸收率稍微比动物性食物差。

小贴士

　　老年人贫血不要盲目补铁，寻找原因更重要！另外，老年人在摄取足够的铁元素的同时，也要注意避免过量摄入，以免引起其他健康问题。

（朱云霞）

35 如何选择保健品

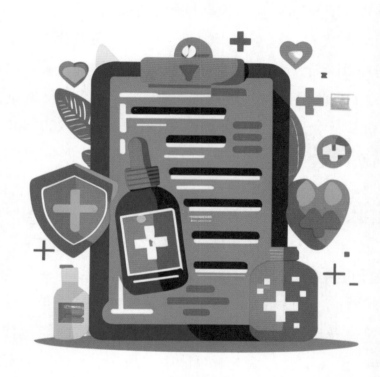

目前社会上十分流行"养生"，其中保健品备受养生人群的青睐，而老年人往往疾病缠身，只要有推荐，更容易轻信保健品治病无副作用。我们推荐老年人食物多样，合理搭配，多吃蔬果、奶类、全谷、大豆，适量吃鱼、禽、蛋、瘦肉，适度选用保健品。那么老年人该如何选择合适的保健品呢？

　　老年人身体机能减退，牙齿缺损、消化液分泌减少、胃肠蠕动减弱、消化吸收能力降低、慢性病消耗，大大增加了营养不良的发生，尤其是蛋白质营养不良的风险。蛋白质目标量为每天1.0~1.5克/千克体重，要求优质蛋白（乳清蛋白、酪蛋白及大豆蛋白）占50%以上。非血透或腹透治疗的慢性肾病患者，摄入蛋白质的目标量为每天0.6~0.8克/千克体重，强调补充优质蛋白质。可选用市面上乳清蛋白粉，根据目标量添加。

　　如果老年人存在全营养素缺乏，可使用肠内营养粉剂，也就是特殊医学用途全营养配方食品，集合了人体日常需要的所有宏量营养素（碳水化合物、蛋白质、脂肪、钙等）及微量营养素（各种无机盐矿物质及维生素）。一般来说，每天200~400毫升的常见全营养配方食品，可以提供200~400千卡的能量和8~16克以上的蛋白质。

　　另根据《中国居民营养与慢性病状况报告（2020）》中的统计数据，老年人普遍没有补足的关键营养素有维生素A、维生素B族、钙及叶黄素。缺乏维生素A可能引起眼部和视觉的功能异常，如夜盲症、干眼症等，还可能导致免疫功能受损。建议买单粒5 000单位及以下的维生素A。维生素B_1对体内能量代谢、神经信号传导至关重要，缺乏时可能引起疲乏、恶心、急躁等神经系统症状。维生素B_2有助于维持皮肤和黏膜健康以及促进铁的吸收，缺乏时可能会引起口腔炎或者口腔黏膜溃疡，甚至缺铁性贫血。维生素B_{12}缺乏可能诱发巨幼红细胞贫血和神经系统损害。推荐可选用复合配方的维生素B族。老年人缺钙最严重的问题就是骨质疏松，推荐选用含有维生素D的钙片，元素钙每天600毫克，有机钙（如柠檬酸钙）的钙溶出完全不依赖胃酸，对老年人来讲更温和。叶黄素的作用：一是处理有害蓝光，二是抗氧化。叶黄素可清除自由基，从而保护眼睛里视网膜神经细胞与黄斑区，对视力保护很重要，也推荐老年人补足。推荐叶黄素每天剂量为5~10毫克。

 小贴士

保健品和药品最大的区别在于，药品上市前必须经过大规模临床试验验证疗效和副作用，既往的保健品临床试验的证据缺乏，所以大部分医生对于保健品的态度是"不推荐"。保健品在国外又被称为膳食补充剂（dietary supplements），也有越来越多的证据在证明其疗效。但是保健品绝对不能代替药品，患病还是需要先进行正规药品治疗。

（金　俊）

36 需要补充蛋白粉吗

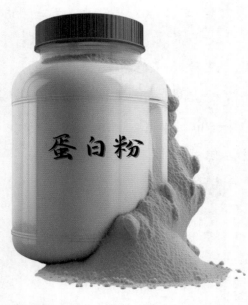

在肾功能无明显受损的情况下，我们提倡老年人增加蛋白质摄入，但主要还是鼓励从食物中获取。如果因为各种原因，主动摄食不能吃到足够的蛋白质，那么可以补充蛋白粉，最好是亮氨酸含量丰富的乳清蛋白粉。如果是主动摄食量很少，不能满足全天热量需求，这时候就不是单纯补充蛋白质的问题了，我们推荐口服补充市面上销售的各种肠内营养粉剂，这种粉剂营养均衡，更能满足能量的需求。

在充足的碳水化合物和脂肪摄入的情况下，膳食中的蛋白质在提供能量方面起着次要作用。消化过程中，膳食中的蛋白质会分解为氨基酸，这些氨基酸被用于合成人体需要的内源性蛋白质，进一步发挥功能。蛋白质或氨基酸缺乏会损害人体功能。

蛋白质摄入对于人体肌肉功能的维持尤其重要。老年人由于咀嚼功能差、胃肠功能差，蛋白质的吸收容易出问题。另外，老年人的肌肉对蛋白质摄入的合成代谢刺激反应迟钝，这一现象被称为"合成代谢抵抗"，这是导致老年人肌肉数量减少的重要原因。因此，老年人需要更多的蛋白质才能最大限度地刺激餐后蛋白质合成。建议健康老年人的最佳蛋白质摄入量为每天1.0~1.2克/千克体重。以一个体重60千克的老年人为例，每天要摄入的蛋白质就是接近75克的肉类。但是对于患慢性肾病的老年人，较高的蛋白质摄入可能会对肾功能造成压力。因此，对于肾小球滤过率小于每分钟30毫升的老年人，推荐蛋白质摄入量小于每天0.8克/千克体重。

小贴士

　　如果老年人平时饮食比较均衡，尤其是富含蛋白质的食物摄入量足够的话，就没有必要再吃蛋白粉了。

（章晓燕）

37 需要补充维生素吗

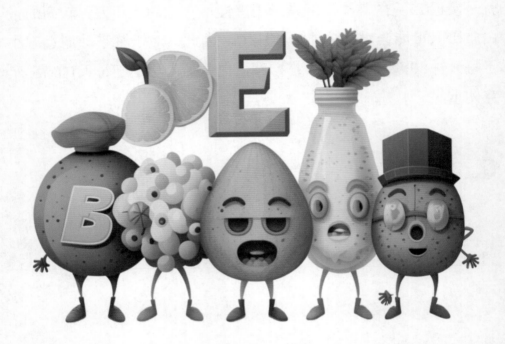

　　维生素是一组化学结构不同的有机物家族，不能在人体内合成，需要从膳食中摄取，以预防代谢紊乱。我国居民的矿物质和维生素摄入不足还是比较常见的。身体在缺乏某些物质时，是会发出信号的，缺乏不同的维生素会表现出不同的症状。

　　夜间视力降低可能是身体内缺乏维生素 A，可以在日常饮食中多吃胡萝卜、猪肝等食物。注意，维生素 A 是脂溶性的，吃胡萝卜的时候要用植物油来烹饪，这可以大大提升身体对胡萝卜素的吸收率。嘴角干裂可能是由于缺乏维生素B_2。维生素B_2在奶类、动物肝脏及鸡蛋黄中含量比较丰富。补充B族维生素对认知功能有好处。牙龈出血可能是由于缺乏维生素C，推荐摄入新鲜蔬菜、水果，补充维生素C可以提高免疫力。

除此之外，60岁以上的老年人，由于消化系统功能减退，可能会存在维生素缺乏问题。比较推荐的维生素补充品种是维生素D和维生素E。维生素D是一种脂溶性维生素。只有很少的食物天然含有维生素D，因此皮肤合成是这种维生素的主要天然来源。来自膳食或皮肤合成的维生素D不具有生物活性，需要由酶催化成有活性的代谢产物。维生素D在肝脏中被酶催化成25-羟基维生素D，这是维生素D在血液循环中的主要形式，然后在肾脏中被催化成1,25-二羟维生素D，这是维生素D的活性形式。维生素D及其代谢产物具有重要的临床作用，因为它们与钙稳态和骨代谢相关。维生素D缺乏可能促使骨质疏松的发生，以及老年人中骨折和跌倒的风险增加。老年人可能存在日照不足，同时，70岁以上老年人的皮肤不能有效地转化维生素D。对于老年人，我们建议每日补充600~800单位维生素D。对于肝肾功能基本正常的老年人，补充普通维生素D即可，肝肾功能不全的建议补充羟化维生素D。

另外，维生素E是一种脂溶性维生素，能够保护细胞膜免受氧化和破坏。维生素E（即α-生育酚）是一种自由基清除剂，可保护细胞膜主要结构成分多不饱和脂肪酸免遭过氧化反应，从而延缓机体的衰老过程。因此，补充维生素E可能会起到抗衰老的作用。

小贴士

　　不建议每一个老年人都去进行维生素的常规补充，补充维生素并不能代替健康饮食，也不能起到药物的治疗作用。关键要注意保证营养供应。部分维生素水平可以在医疗机构进行检测，然后根据具体的缺乏品种以及疾病风险进行有针对性的补充。

（章晓燕）

38 需要补充叶酸吗

60岁以上老年人有三种情况需要补充叶酸：第一种是患有因叶酸缺乏导致的巨幼细胞性贫血，这时候使用的叶酸是治疗剂量，即每天补充15~30毫克叶酸。第二种是伴有高同型半胱氨酸血症的心血管高危人群和高血压患者，建议补充叶酸。按照中国营养学会推荐的叶酸食用量，每天补充0.4~0.8毫克叶酸。第三

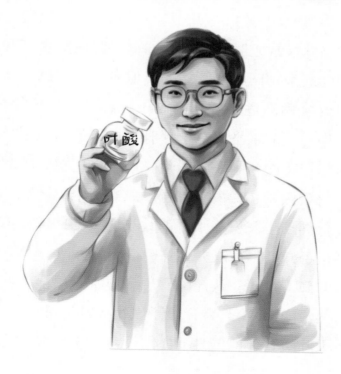

种是存在叶酸缺乏的认知障碍者，可予以每天补充叶酸0.8毫克。但是对于饮食均衡的老年人，在身体没有出现任何问题的情况下，可以不用补充。

（1）贫血患者：叶酸是血细胞（红细胞、白细胞和血小板）生成所必需的水溶性B族维生素，叶酸缺乏可导致巨幼红细胞性贫血。通过红细胞形态测定、叶酸水平测定等可以明确诊断，治疗时叶酸和维生素B_{12}通常同时补充，纠正贫血。

（2）伴有高同型半胱氨酸血症的心血管疾病高危人群和高血压患者：血液同型半胱氨酸水平显著升高具有致动脉粥样硬化和促进血栓形成的特性，与心脑血管疾病、静脉血栓栓塞性疾病风险增加相关。研究表明，同型半胱氨酸水平每升高5微摩尔/升，发生冠心病的风险增加20%。同型半胱氨酸是甲硫氨酸向半胱氨酸转化过程中形成的一种中间氨基酸。同型半胱氨酸的代谢需要叶酸，因此当叶酸缺乏时可以导致同型半胱氨酸水平升高。目前不推荐使用叶酸来预防心血管疾病，但对于合并高同型半胱氨酸血症的心血管疾病高危人群和高血压患者来说，推荐补充叶酸，以降低同型半胱氨酸水平。对于伴有高血压的高同型半胱氨酸血症患者，为降低首次卒中发生风险，可以采用包含叶酸的固定复方降压药。每天服用0.8毫克叶酸或联合服用维生素B_{12}，可以达到最佳的降低同型半胱氨酸水平的效果。需要知道血液中同型半胱氨酸水平是否升高，可以去医院进行检测。

（3）认知障碍患者：认知障碍患者应常规检测叶酸和维生素B_{12}的水平。合并叶酸缺乏者，可予以每天补充叶酸0.8毫克。认知障碍患者无叶酸缺乏证据时不提倡长期持续服用叶酸。

对于饮食均衡的老年人，在身体没有出现任何问题的情况下，可以不用补充，适当多摄入叶酸含量丰富的食物即可。富含叶酸的食物包括藜麦、干大豆或杂豆、腐竹、菠菜、茴香、苋菜、动物肝脏、瘦肉、鸭蛋等。

 小贴士

治疗老年人贫血的叶酸剂量通常是大剂量，一般为每次5~10毫克，每天15~30毫克。请注意，上述的后两种情况下，叶酸使用的是小剂量，每天0.8毫克即可。

（章晓燕）

39 吃鱼油好吗

鱼油含有n3-多不饱和脂肪酸（n3-PUFA），对心脏、免疫系统和关节健康都有好处。

脂肪酸与维生素、氨基酸一样，是人体必需的营养素，n3-PUFA因多不饱和脂肪酸中第1个不饱和键出现在碳链甲基端的第3位，被称为n3-多不饱和脂肪酸，也叫ω3-多不饱和脂肪酸。

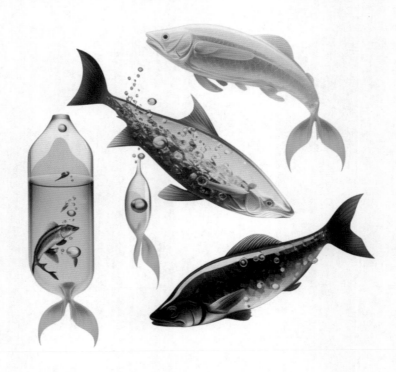

这一类型的多不饱和脂肪酸主要包括α-亚麻酸、二十碳五烯酸 (eicosapentaenoic acid, EPA) 和二十二碳六烯酸 (docosahexaenoic acid, DHA)。n3-PUFA 在人体内不能合成,可由鱼肉和鱼油直接供给,也可由摄入的α-亚麻酸转变而来。

n3-PUFA 因其降低甘油三酯、显著的抗炎特性以及最小的副作用和健康风险而被广泛认可。n3-多不饱和脂肪酸还可以调节免疫力,增强身体抵抗力,减轻关节炎症,改善关节疼痛。

新近研究表明,饮食中的 n3-PUFA 补充对健康老年人的肌肉功能有适度的好处。骨骼肌对老年人保持活动性、独立性和新陈代谢健康至关重要。然而,衰老的一个共同特征是骨骼肌质量和功能的进行性丧失,这通常伴随着线粒体损伤、氧化应激和胰岛素抵抗。运动可以改善肌肉力量、线粒体功能和心肺适能,但老年人对急性运动的合成代谢反应往往减弱。与衰老相关的慢性炎症可能会导致这种“合成代谢抵抗”,针对炎症的治疗干预可能会提高运动的反应性。

美国梅奥诊所内分泌科兰扎 (Lanza) 教授带领团队进行了一项随机、双盲、安慰剂临床对照试验,观察了补充6个月的 n3-PUFA 对健康老年人骨骼肌功能 (质量、力量)、线粒体生理学 (呼吸、ATP 产生、ROS 产生) 的影响,以及在肌肉水平 (蛋白质合成率) 和全身水平 (氨基酸动力学) 对急性运动的反应。与安慰剂玉米油相比,补充6个月的 n3-PUFA 增加了骨骼肌力量,但对全身或肌肉特异性蛋白质代谢或线粒体功能没有任何明显影响。

鱼油虽然有诸多好处,但是也可能会有一些潜在的不良反应，如腹泻、恶心、味觉异常、嗳气、烧心等。鱼油可能与某些药物之间存在相互作用，如抗凝药、抗血小板药、降压药等。另外，有些人不能适应鱼油的味道和气味。所以，是否服用鱼油，需要结合自身的各种情况，权衡利弊。

 小贴士

鱼油来源的鱼类可能受到海洋污染物的污染，选购时建议购买高质量的鱼油补充剂。

（张　莉）

40 每天睡多长时间最好

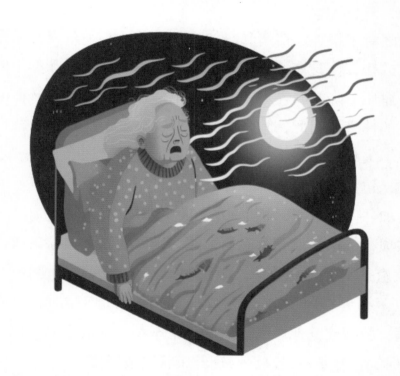

　　不同年龄段的最佳睡眠时间是不同的。通常建议65岁以上的老年人睡7~8小时。每天睡够7小时的老年人，更容易保持健康的身心状态，睡眠时间过少或者过多，都会对身体产生一定影响。另外，有研究表明，睡眠时间短（≤6小时/夜）和睡眠时间长（≥9小时/夜）都与认知功能恶化有关。

统计数据表明，21世纪人类睡眠时间比20世纪明显减少。现代社会人类可以24小时都有光源，因此夜间除了睡觉外还有很多事情可以做。成人通常需要的睡眠时间为每天7~9小时。目前公认的观点认为，积极的生活方式、健康的身体有助于睡眠。其实，大部分失眠患者并没有严重的躯体疾病。失眠不是疾病，而是一种综合征。健康的饮食、规律的锻炼是公认的健康生活方式。

睡眠对于精神、情绪和身体都很重要，必须重视。睡眠可以使我们放松，使身体各脏器得到休息。睡眠后呼吸频率下降10%左右，血压下降10%左右，心率也下降，给身体带来必需的心血管系统的休息。因此，睡眠非常重要，决定了次日白天我们的工作状态。失眠的状态不仅自己感觉糟糕，而且还会带来一系列健康问题，包括免疫力下降、呼吸肌力量下降、血压升高、心脏病风险增加、体重增加，甚至死亡风险增加2倍。

多项权威医学期刊都有研究探讨睡眠时长和健康的关系，最终的结论基本上是一致的，睡眠时长和全因死亡率呈U形曲线，最低点落在7~8小时上，低于7小时或者超过8小时，由心脑血管疾病、肿瘤或其他原因导致的死亡率都会显著升高。同时，睡7~8小时，认知水平最高，心理健康状况最好。

老年人睡眠障碍，主要表现在入睡时间延长、睡眠不安定、易醒、觉醒次数增加，使睡眠呈现片段化，深睡时间减少。引起老年人失眠的原因，概括起来主要有以下几种。

（1）睡眠卫生不良：睡眠习惯不良可能促发老年人的睡眠问题。例如：长时间卧床、睡眠时间不规律、强迫自己入睡、临睡时（如傍晚和晚上）饮用含咖啡因饮料或饮酒、吸烟或摄入其他含尼古丁制品（尤其是晚上）、睡眠环境存在刺激因素（如环境光、电视或收音机）、睡前持续担忧或苦恼、缺少运动等。白天睡眠过多（老年人白天没有太多的事情要做，所以白天小睡过多），也是影响夜间睡眠的原因之一。老年人一般瞌睡多，在环境安静、无所事事的情况下，白天小睡容易增多。适当控制白天睡眠，则能明显改善夜间的睡眠质量。

（2）药物：许多老年人常用的药物可影响睡眠，如阿片类镇痛剂、β受体阻滞剂、抗抑郁药和利尿剂等。

（3）共病：老年人中常见的许多躯体和精神疾病也可干扰睡眠，包括心力衰竭、慢性阻塞性肺疾病、抑郁、焦虑、痴呆和神经肌肉疾病、前列腺增生等。

众所周知，要让婴儿入睡，需要让他们感觉舒适，要抚触，让他们感受到爱。成人入睡其实也需要如此。学会一些放松的策略：每天睡前15~20分钟的冥想可以使身体放松。一些人认为自己需要一直待在卧室里尝试入睡，但实际上，待符时间越长，越容易感到沮丧。有些白天的行为可能会影响睡眠，如睡前饮酒、喝咖啡、工作、打电话等，这些行为都是对机体的刺激，导致失眠，而不是促进睡眠。有种说法认为，睡前锻炼可以促进睡眠，但实际上并非如此，应该在睡前几小时运动，而不是临睡前。

药物治疗与行为治疗相比具有一些优点，如起效快、服用方便。可以考虑应用药物进行失眠治疗，但是药物治疗不应该是首选。与行为治疗相比，药物治疗具有潜在的副作用，可能不能改善睡眠质量，而且会继发失眠。褪黑素是人体天然分泌的激素，由松果体分泌，是调节人体生物钟的信号。关于褪黑素的作用研究结果不一致，而且属于促眠药物中安眠作用最轻微的。

以下是改善睡眠卫生的几种方法，即使无失眠的人也可采用：①睡前6小时适当体力活动。②减少咖啡、茶、酒精摄入，有些人喝酒后容易入睡，但是由于饮酒后人体需要把酒精代谢掉，可能造成睡眠质量不高。③避免过分担心失眠。越是担心失眠，越会失眠，从而进入恶性循环。④避免睡前过饱、睡眠过晚，这可能会引起夜间食物反流，引起烧心。⑤建立固定的入睡及起床时间。⑥卧室内不放电视、收音机、电脑、闹钟。不放闹钟的原因包括：发光或产生噪声；夜间失眠后看闹钟，使得大脑建立起印象，在这个时间点就会失眠。越睡不着，越是反复看闹钟，加重沮丧感。

 小贴士

　　基础疾病也会影响老年人的睡眠，积极治疗基础疾病后通常会带来睡眠的协同改善。

（章晓燕）

41 什么是适合老年人的居家环境

居家环境的评估是老年人跌倒风险评估的重要组成项目。尤其是家中有80岁以上的高龄老人，我们主张对居家环境做一些改造，营造出适合老年人的居家环境，包括防滑、防撞、家具的高度适宜、安装智能呼叫或报警系统等。

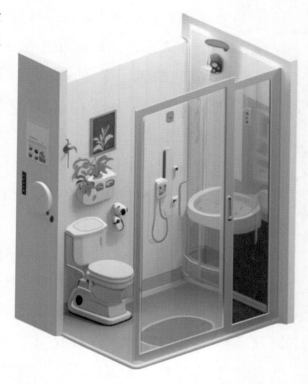

随着年龄的增长，广大老年人从生理到心理均会发生许多变化。在体态、行动、反应、对外界的适应能力、对空间的感知能力等方面与青壮年时有所不同。子女在搞装修的时候尽量多考虑一些方便老人生活习惯的设计，也要在居家安全上多些考虑。

（1）防滑措施：家有老年人，注意瓷砖防滑。特别是卫生间、厨房等有水的地方，可适当安装扶手或者防滑的地毯等。

（2）床的要求：老年人睡的床，高度最好在40~50厘米，这样方便上下床，或者选择可以遥控升降的老人床。选择的床垫也不要太软，床头柜离床近一些，不仅能放水杯，还能当起床时的支撑点。

（3）卫生间设计：卫生间装修，除了要选择防滑的瓷砖外，还有一点很重要，淋浴房门一定要外开，如果老年人因洗澡导致昏倒，这样就不会挡住玻璃门，可以轻松进去抢救，反之，淋浴房门如果被老年人挡住，那就很危险了。还可以装上淋浴凳，缓解洗澡时造成的缺氧，坐下来休息片刻；马桶边还可以装个扶手，起身时更加方便。洗手台盆的高度也不要太高，最好在台盆旁安装可以扶的手柄。

（4）边缘保护：家里有老年人的，墙体阳角部位做成圆角或用软性材质包角（门套包圆角，防撞）。楼梯加防滑条，边缘做圆角，防止磕碰。

（5）智能设备：虽然老年人可能不太会用高科技产品，但装上它并耐心教会他们使用，会让他们更轻松，尤其是智能家居里的一键报警推送，当他们身体感到不适时，可以立即按下无线开关，启动一键紧急呼救，这样我们才能更加放心。

（6）储存空间：老人的琐碎物件比较多，衣服等常用常取的物件要定位放置，以便于老人存取。可安装便捷多格的排列柜，充分利用空间。过高或过矮的柜子都不适合老年人。

（7）灯光布置：尽量做到方便实用，房间开关有必要做双开双控。门处、走廊、卫生间和厨房、楼梯、床头等处都要尽可能地安排一些灯光，以防老年人摔倒。老年人视力下降，而且晚上起夜很频繁，灯光以柔和为主。

（8）环境设计：老年人爱静，一般睡眠比较浅，对居家基本的要求是门窗、墙壁隔音效果好，隔断外界噪声，形成静谧的小环境。另外，室内外地面原则上应处于同一水平面，浴室、阳台高差用斜坡处理，保证室内外无障碍衔接，也使得整个家布局简单大方。

小贴士

如果您正要进行房屋的装修和改造，建议考虑家中是否有老年人，从而可以做整体的设计。如果觉得暂时还不需要，也要建立适合老龄化改造的理念，在装修或者设计家居时，给日后适合老龄化改造留有余地。

（徐　俊）

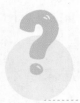

42 如何预防跌倒

据统计，跌倒是我国 65 岁以上老年人因伤致死的首位原因，有一半以上的老年人因跌倒而受伤住院，而且老年人年龄越大，跌倒受伤的风险越高。

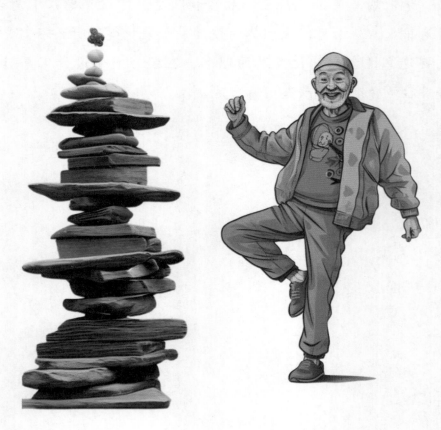

要预防跌倒，首先要搞清楚导致跌倒的原因：①生理性因素。包括老年人步态和平衡功能异常、各项感觉系统功能缺失、神经中枢系统退化、反应能力及协同运动能力下降等。②病理性因素。包括神经系统疾病（脑梗死、帕金森病等）、心血管疾病（体位性低血压等）、眼科疾病（青光眼、白内障等）、心理或认知障碍疾病（痴呆、抑郁等）。③药物因素。很多药物会因为影响意识、精神而造成老年人意识不清、步态不稳、平衡能力减弱等，最终引起跌倒。其中精神类药物和跌倒的关联性最强。另外，很多老年人常常有多重用药的情况，有研究表明，4种以上药物合用会增加跌倒风险。④心理因素。老年人越怕跌倒，越是行动缓慢，反而影响了步态和平衡能力，增加跌倒风险。同样，沮丧、情绪不佳等都会加大跌倒风险。⑤环境因素。昏暗的灯光、湿滑的地面、不合脚的鞋子、不合适的家具高度与位置等，都可能引起老年人跌倒。

老年人跌倒的预防是重中之重，根据前面讲到的跌倒的原因及容易发生跌倒的时间，我们就可以针对这些有的放矢地进行预防。

（1）运动锻炼：一项综合研究发现，每周锻炼3小时，跌倒风险可降低39%。运动原则：动静结合，掌握强度，劳逸结合，循序渐进，持之以恒。运动方式：步行是老年人较好的运动方式，最好一次3千米，走30分钟以上，一周最少运动5次。国内专家推荐3种锻炼方法，能有效预防摔倒：①躯干核心训练。老年人平卧在瑜伽垫或硬板床上，双下肢屈髋屈膝，肩背部和双足紧贴床，腰背部用力，腹部上挺，使腰、背、臀部离开床，保持

6秒。②下肢肌肉训练。老年人平卧在瑜伽垫或硬板床上，双下肢屈髋屈膝，肩背部和双足紧贴床，腰背部用力，腹部上挺，使腰、背、臀部离开床，保持6秒。③平衡训练。老年人平卧在瑜伽垫或硬板床上，双下肢屈髋屈膝，肩背部和双足紧贴床，腰背部用力，腹部上挺，使腰、背、臀部离开床，保持6秒。

（2）改善居家环境：①常设夜灯，保持明亮的光线，是预防跌倒的第一步。另外，老年人易起夜，除了在房间常设一盏夜灯之外，也可在行经路线的走廊设置感应式的照明灯，避免被障碍物绊倒，电灯开关处也要有足够的识别亮度。②注意浴室安全，浴室是最容易产生湿滑的地点，也是预防老人跌倒的重点地点。最好不要使用浴缸，因为进入时必须单脚抬得很高，很容易跌倒。若已经安装，就一定要在旁边加装稳固的扶手，并在浴缸内外做好防滑的装置。建议在淋浴间及洗手台摆放不积水又防滑的椅子，方便老年人站累了时坐下来休息。③老年人房间设置基本原则就是"空间规划越简单越好"，要清空所有障碍物，包括堆放的杂物、家具、电线。最好去除3厘米以上的门槛，床边安装报警器。④地板防滑处理，地板贴防滑条。房间地板要铺粗糙面的防滑地砖，浴室地板也使用抓地力好、无抛光的材质。建议在容易跌倒的地方贴上防滑条，特别是浴室、楼梯下床处。⑤选择合适的椅子。太低、太软的椅子和沙发并不适合老年人，因为起立、坐下对老年人而言是比较困难的动作，最好有扶手的设计，可以在家具的尖锐处加上防撞条。

（3）管理疾病：按医嘱正确服药（尤其是安眠药及精神类药物），不要随意自己用药，了解药物的副作用及注意用药后的反应，用药后动作宜缓慢，以预防跌倒的发生。对于大量吸烟和酗酒的老年人，多做健康知识宣传，避免因吸烟和饮酒过量引起跌倒。

（4）调整心态：有些老年人害怕发生跌倒，特别是那些曾经有跌倒史的老年人，可能会对跌倒产生恐惧心理，担心再次跌倒，需要从心理上多关心老年人，保持家庭和睦，给老年人创造和谐快乐的生活状态，避免使其有太大的情绪波动。帮助老年人消除如跌倒恐惧症等心理障碍。

（5）改变行为：避免走过陡的楼梯或台阶；转身、转头时动作一定要慢；走路保持步态平稳，尽量慢走，避免携带沉重物品；避免去人多及湿滑的地方；避免睡前饮水过多致夜间起床，晚上床旁尽量放置小便器；避免在他人看不到的地方独自活动；放慢起身、下床的速度，早上避免太急起床，睁开眼睛清醒30秒，坐起30秒；外出活动最好在白天进行；衣服要舒适，鞋子要合适，尽量避免穿高跟鞋、拖鞋、鞋底过于柔软的鞋子，以及穿着时易于滑倒的鞋子；将常用的物品放在容易拿到的地方；地上有垃圾、障碍物要及时清理。可补充优质蛋白质，如蛋、鱼肉、牛奶、鸡鸭牛羊肉等。需防治骨质疏松，多晒太阳，适当补充维生素D和钙剂。

（6）使用工具：根据身体条件适时选用合适的拐杖、助行器、助听器等辅助工具。有骨质疏松的老年人可根据情况使用髋关节保护器。

（7）家人支持：子女应该主动关注老年人跌倒的问题，学习预防老年人跌倒的知识，帮助老年人评判其跌倒的风险，帮助老年人建立预防跌倒的行为习惯。

总而言之，老年跌倒发生率高，危害性大，预防老年人跌倒非常重要且刻不容缓，需要本人、家人、医院、社会的共同参与。希望我们多多关注，关爱老年人，让他们都能成为可爱的"不倒翁"。

 小贴士

老年人跌倒后切勿惊慌，先看看是否可以求助别人，应当在确保环境安全的情况下，先通过自身感觉和轻微活动身体判断损伤程度。若跌倒后损伤较为严重，应尽可能保持原有体位，向周边人求助或拨打急救电话等待救助。看到老年人跌倒时，不要急着扶起，先观察是否有外伤、出血、抽搐、呕吐、疼痛、肢体变形，根据不同情况进行处理，必要时拨打120寻求专业帮助。

（屠友谊）

疾病防治

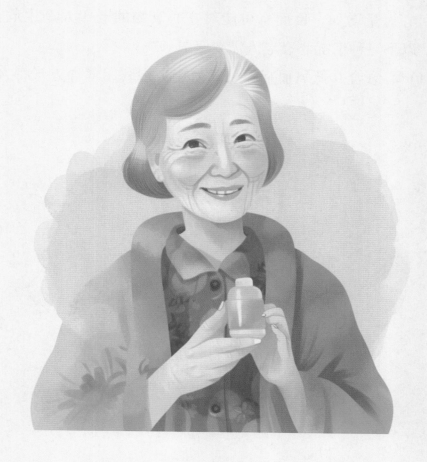

心脏

43 心力衰竭患者需要居家吸氧吗

不是所有的心力衰竭（简称"心衰"）老年人都需要吸氧，氧气不是营养品，而是抢救时的必需品。吸氧甚至会让肺血管扩张，回心血量增加，反而有可能对左心衰竭的老年人产生危害。但是，以下三种情况心衰老人需要吸氧。

（1）心衰合并低氧血症：氧气治疗是指利用各种方式将含氧

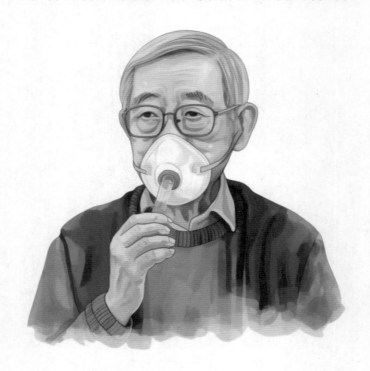

的气体输送给人体，预防或纠正低氧血症，其根本目的在于提高机体氧输送。氧疗的目的在于纠正低氧血症和组织缺氧，降低呼吸功耗，缓解缺氧的临床症状。那么，怎么知道自己是否合并低氧呢？在医院可以通过测动脉血气分析或者经皮动脉氧饱和度（SpO_2）监测。SpO_2小于90%或血气分析中氧分压小于60毫米汞柱时，推荐氧疗，纠正低氧血症。个人也可以去购买手指脉搏血氧饱和分析仪，非常方便，只要在手指头上夹一下，就可以马上知道数值了。关于吸氧的时间，没有固定，只要能保证患者无自觉症状、氧饱和度在90%以上就可以了。

（2）心衰合并肺部病变：家庭氧疗主要适用于老年慢性支气管炎、支气管哮喘、严重肺气肿、肺源性心脏病（简称"肺心病"）患者。因此，对于因为肺心病引起的右心衰，可以吸氧。吸氧可以扩张肺动脉，降低右心的压力，从而改善右心的功能。至于吸氧的时间，慢性阻塞性肺疾病（简称"慢阻肺"）稳定期合并呼吸衰竭患者进行家庭长期氧疗，推荐的是每天连续使用氧气不少于15小时，以期将氧分压提升至60毫米汞柱以上或使血氧饱和度大于90%。吸氧时间越长，效果越好。通过长期家庭氧疗可提高患者生存率，对血流动力学、运动能力、肺生理和精神状态都会产生有益影响。吸氧原则为持续低流量吸氧。氧疗时，氧流量需从低到高逐渐调试，初始流量设为1升/分钟，20分钟后复查氧分压或氧饱和度，以此类推，直至氧分压≥60毫米汞柱。同时，需要监测酸碱度及二氧化碳分压。

（3）心衰伴夜间睡眠呼吸障碍者：很多老年人夜间睡眠打呼噜，但如果家人发现呼噜声音停止，而且没有看到呼吸时，很可能是出现了夜间睡眠呼吸暂停，如果要明确的话，需要到医院去做睡眠监测。如果心衰老年人伴有夜间睡眠呼吸障碍，夜间给氧可减少低氧血症的发生，而且应用鼻导管吸氧能够降低夜间交感神经活性。当然，这种情况只需要夜间睡眠时低流量吸氧即可，白天可以不吸氧。

 小贴士

　　家庭氧疗最适合的还是肺部疾病的患者。尚无证据证明吸氧对正常人具有保健作用。

（章晓燕）

44 心率慢怎么办

老年人心率慢，关键要去医院做24小时动态心电图检查，明确是否仅仅是窦性心动过缓，还是有其他异位心律，以及是否合并其他心律失常。排除药物因素以及一些导致心率慢的疾病，如果仅仅是窦性心动过缓，无症状的患者一般不需要治疗，有症状的部分心动过缓患者需要安装起搏器治疗。从生活方式的调整角

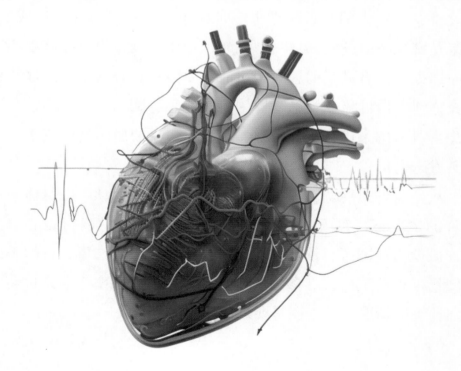

度来看，可以适当运动，加快心率，也可以多吃一些人参、红枣，可泡茶或者煲汤。

"心动过缓"是指心跳慢于正常。正常情况下，心脏窦房结发出的电信号引发正常心跳，该信号循着某种路径传遍心脏，并在传播过程中引起心肌收缩。心脏每次跳动时将血液泵至全身。正常情况下，心脏规律地按照60~100次/分钟的频率跳动。

老年人心跳慢，首先要排除药物因素，某些药物也可造成心动过缓，尤其是治疗心脏问题或高血压的药物，例如临床常用的倍他乐克、比索洛尔、恬尔心等。要参考一下药物的半衰期，通常要5个半衰期后药物才会清除干净，如果心率仍慢，就需要查找其他原因。其次，要排除甲状腺功能减退（简称"甲减"），甲减可以导致心率慢，确诊后治疗很简单，只需要补充优甲乐。除此之外，老年人的心跳减慢很多是由于窦房结退行性变造成的，如果是窦性心动过缓，心跳仍在50次以上，通常没有症状也不需要特殊处理。有症状的患者很可能需要治疗。心动过缓的症状包括：感到头晕目眩或头晕、昏倒、疲倦感、胸痛、呼吸不畅。这些患者可考虑采用起搏器治疗。起搏器置于心脏附近的皮下，向心脏发送电信号，以帮助心脏以正常速率跳动。

从生活方式的调整上，主张老年人做一些运动。在身体条件允许的情况下，每天20分钟左右轻度体力锻炼，以自觉心率增快、微微出汗即可。饮食上可多摄入一些人参、红枣，可泡茶或者煲汤。理论上讲，红参是可以强心的，提高心率，但是也会引起血压高等情况，所以还是要辨证使用。

小贴士

　　推荐给心跳慢的老年人使用智能手环，可以实时监测心率情况。市场上有很多智能手环或者手表，可以配合智能手机使用。

（章晓燕）

45　房颤会影响寿命吗

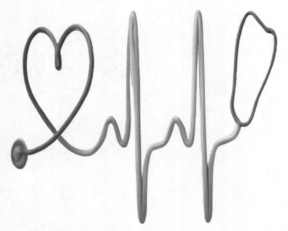

　　心房颤动（简称"房颤"）不一定会影响老年人的寿命。虽然房颤是发生死亡的独立危险因素，但很多专家认为，把房颤归为致死原因的证据并不充分。现有的研究结果并没有证实房颤会直接升高死亡率。所以，老年人发生了房颤，不一定影响寿命。

　　房颤是最常见的心律失常之一，它是一种心脏节律问题。虽然不直接引起死亡，但是房颤的患者非常容易发生脑梗死。控制心脏搏动的电信号异常，可以引起心输出量下降，心腔搏动异常时，血液可汇集于这些腔室并形成血凝块。血栓脱落可引起体循环栓塞，血凝块可通过血管到达脑部并导致卒中。这也是房颤最常见的严重并发症。

　　房颤患者中最常见的基础疾病是高血压性心脏病和冠状动脉性心脏病。房颤可分为阵发性、持续性和永久性。大多数房颤患者能正常生活，但仍须每日遵医嘱用药以降低卒中发生风险。治疗方法包括：①用药物控制心跳速度或节律。②使用抗凝药。③消融术，即采用高温（"射频消融术"）或低温（"冷冻消融术"）破坏发送异常电信号的心脏组织。④植入起搏器，该装置会向心脏发送电信号以控制心跳。

如果您当前心律正常但有房颤史，可询问医生如何防止复发，方法包括：①控制血压。②戒酒限酒。③减少咖啡因摄入。④如有甲状腺功能亢进症（简称"甲亢"），治疗甲亢。⑤规律锻炼。⑥如超重，则减重。⑦减轻压力。老年人虽然没有工作的压力，但是来自家庭的压力仍然是存在的。

总之，老年人的房颤治疗要重视，防止发生卒中。但是只要没有并发症发生，房颤本身不一定影响寿命。

小贴士

房颤属于心律失常的一种。心脏好比是一个两室两厅的房子，血管好比房子的供水系统，电传导好比房子的供电系统。供水系统出问题就会发生心梗，供电系统出问题就会发生心律失常。所以，对于一间好房子，两方面都要保持正常！

（章晓燕）

46 心肌桥是什么

心肌桥是心脏血管的走行异常，可以说是天生的异常，不一定需要治疗，有症状的可以考虑使用药物治疗。

随着人们对于心血管疾病的日益重视，很多人接受了冠脉CT血管成像（CTA）检查，结果发现了心肌桥。心肌桥，从名字上看，可以猜想会不会是指心肌被抬高像桥一样了？意思有点接近，那么心肌被什么抬高了？答案是血管。正常情况下，心脏像是一个泵，不停收缩，给全身提供血液，心肌本身也需要依靠

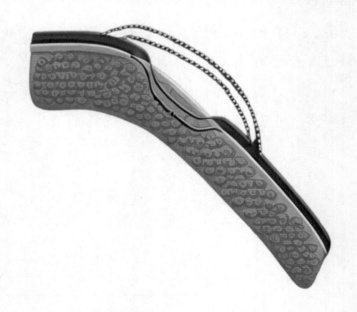

血管供血、供氧，这些血管走行在心外膜下。心肌桥是一种心脏血管的先天畸形，一段血管走行在心肌之间，这段冠脉被称为壁冠脉（intramural coronary artery）或隧道动脉（tunneled artery），覆盖其上的心肌则被称为心肌桥（myocardial bridging）。心肌桥的发生率并不低，冠脉CTA对心肌桥的平均检出率为19%~22%，冠状动脉造影检查也可以发现。由于接受冠脉CTA检查和冠脉造影的人越来越多，所以越来越多的心肌桥被发现了。

根据隧道动脉走行深度不同，可分为表浅型和纵深型。表浅型心肌桥对冠脉的压迫相对较轻，一般不会引起严重的心肌缺血。纵深型心肌桥由于其压迫影响了冠脉舒张期供血，患者既可以表现为稳定型心绞痛、变异型心绞痛，或者与心肌桥压缩相关的急性冠脉综合征。另外，心肌桥也可表现为心律失常，如室性或室上性早搏、室上性或室性心动过速或房室传导阻滞等。严重时可发生心源性休克，甚至猝死。

表浅型无症状的心肌桥患者无须治疗。对于有明确缺血症状的心肌桥患者，可以进一步做评估心肌桥的检查。对于有缺血症状的心肌桥患者，β受体阻滞剂（如比索洛尔、美托洛尔、阿替洛尔等）可作为一线的治疗药物。这一类药物通过减慢心率、降低心肌收缩力，从而减轻收缩期的冠脉压迫，延长舒张期充盈时间，增加冠脉的血流灌注，改善心肌供血，并缓解症状。对β受体阻滞剂有禁忌证的患者（如支气管哮喘）可以使用非二氢吡啶类钙通道阻滞剂，如维拉帕米和地尔硫䓬，无法使用β受体阻滞剂或非二氢吡啶类钙通道阻滞剂的患者，或者药物已经使用最大剂量仍不能有效控制心率的患者，可以使用伊伐布雷定。

　　总之，检查发现心肌桥主要看心肌桥的部位及程度，结合有没有心脏缺血的表现，综合评估是否需要进一步诊治。大多数人都是表浅型且无症状，这个"桥"从出生就伴随您了，只不过是偶尔被发现了而已，无须治疗，大可不必紧张。

 小贴士

　　随着检测仪器的更新、体检的普及，可以发现越来越多的潜在问题，至于是否需要治疗，还是只是先天结构异常，需要结合很多因素综合考虑，所以拿到体检报告后要去咨询医生。

（章晓燕）

47 老年人都需要服用阿司匹林预防心脑血管疾病吗

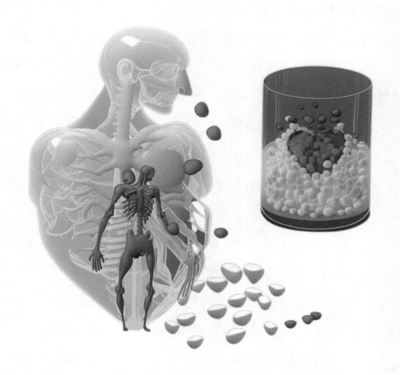

　　没有确诊心脑血管疾病、只有心血管高危因素的老年人，该用阿司匹林还是要用，可以通过一些措施预防服用阿司匹林可能出现的消化道副作用，不得以可以换用其他抗血小板药物。需要注意的是，并不是所有老年人都需要使用阿司匹林预防心脑血管疾病。

随着老龄化进程的加快，心脑血管疾病发病率也逐年上升，阿司匹林广泛应用于冠状动脉粥样硬化性心脏病（简称"冠心病"）、缺血性卒中、外周动脉疾病，但也增加出血（尤其是胃肠道出血）的风险。服用阿司匹林有出血风险，那么那些仅有高血压、糖尿病、肥胖等心血管危险因素的老年人到底该不该服用阿司匹林呢？

要回答这个问题，我们先看一下动脉粥样硬化性心血管疾病（ASCVD）的危险因素：主要包括以下7项：①高血压。②糖尿病。③血脂异常。总胆固醇（TC）≥6.2毫摩尔/升或低密度脂蛋白胆固醇（LDL-C）≥4.1毫摩尔/升或高密度脂蛋白胆固醇（HDL-C）<1.0毫摩尔/升。④吸烟。⑤早发心血管病家族史（一级亲属发病年龄<50岁）。⑥肥胖。体重指数（BMI）≥28千克/米^2。⑦冠状动脉钙化评分≥100分或非阻塞性冠状动脉狭窄（<50%）。

大量临床研究证实，阿司匹林可改善ASCVD高危患者的长期预后，推荐服用小剂量阿司匹林（每天75~100毫克）进行一级预防，但也需根据获益－风险比精准找对人：①40~70岁。②缺血风险增高。初始风险评估时ASCVD的10年预期风险≥10%，且经积极治疗干预后仍然有≥3个主要危险因素控制不佳或难以改变（如早发心血管病家族史）。③同时还应该评估出血风险，并考虑患者的意愿。

有些人群并不建议服用阿司匹林进行ASCVD一级预防：①年龄>70岁或<40岁的人群。②高出血风险人群，包括正在使用抗血小板药物、抗凝药物、糖皮质激素、非甾体抗炎药物等增

加出血风险的药物，有胃肠道出血、消化道溃疡或其他部位出血病史，年龄>70岁，血小板减少，凝血功能障碍，严重肝病，慢性肾病4~5期，未根除的幽门螺杆菌感染，未控制的高血压等。③经评估出血风险大于血栓风险的患者。

胃肠道出血并非完全不能预防。在建议患者使用阿司匹林前，如能积极采取防范措施，包括筛查和根除幽门螺杆菌、适当治疗胃肠道疾病、预防性应用质子泵抑制剂或H_2受体拮抗剂，有可能降低胃肠道出血风险，进而改善阿司匹林心血管疾病一级预防的获益－风险比。

小贴士

我们这里讲的是没有确诊心脑血管疾病，但存在高危因素的老年人。如果您已经有心脑血管疾病，则需要抗血小板治疗。

（金　俊）

48 安装了心脏起搏器就不能做磁共振了吗

安装了老型号的起搏器的患者是不能做磁共振的，但是近年来的新型抗核磁起搏器是可以的。

磁共振是重要检测手段，但临床上经常碰到一些老年人因为安装了心脏起搏器而不得不放弃做磁共振检查。因此一些需要安装起搏器的老年人因为这方面的顾虑而放弃了安装。其实新型的

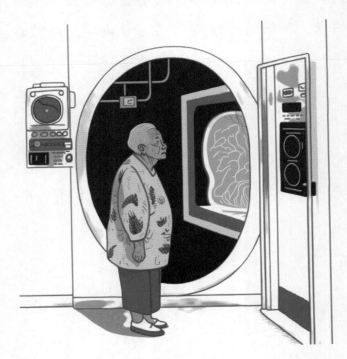

起搏器已经没有这方面的问题了。

心脏起搏器是植入人体的一种电子治疗仪器。它是通过脉冲发生器发放电脉冲，再通过导线电极传导到心脏，刺激心肌引起心脏的收缩活动，从而治疗病窦综合征、房室传导阻滞、重度心动过缓等心律失常。磁共振成像对解剖结构细节显示好、组织分辨率优越，已广泛应用在心血管科、神经科、肿瘤科、骨关节科等多系统疾病的辅助诊断。但是，心脏起搏器本身含有大量的磁性元件。磁共振其本身的物理工作原理是需要在外加磁场作用下工作，因此当安装心脏起搏器的患者做磁共振检查时必然需要处在磁场的环境中，因为金属材质会对磁场产生影响，导致起搏器电池停电，磁场会干扰起搏器的工作程序，导致起搏器功能受损而发生参数紊乱、电极穿孔甚至有致人死亡风险。

有研究表明，50%~75%的起搏器植入患者有可能需要进行磁共振扫描，但传统的心脏起搏器不能进行磁共振扫描成为其最大的缺陷，也对安装心脏起搏器患者的其他疾病临床诊疗产生了障碍。为了解决这一问题，近年来，抗核磁共振起搏器问世了。抗核磁起搏器摒弃了原有起搏器的金属材质，使用了钛合金作为起搏器的材料，因此不会对磁场产生影响。此外，它具有使用传感器取代簧片开关的创新技术，可以自动识别磁场强度，在磁场下有效调控开关，实现起搏模式和核磁扫描模式的自动来回切换。它还改变了内部电源供电系统，防止电磁干扰导致电重置，减少了电极导线因射频场而导致的升温，从多方面消除了磁场对起搏器的影响。抗核磁起搏器的寿命更长，电池平均年限18年，相当于20年可以不用更换起搏器了。目前抗核磁起搏器有两种，1.5 T

和3 T兼容核磁共振起搏器。3 T的也可以兼容在1.5 T的核磁设备中。

这种新型的抗核磁起搏器真的可以说是老年人的福音。但是，就算是安装了抗核磁起搏器，为了安全起见，在做磁共振检查前还是要咨询起搏器植入的相关医生，询问其型号，以明确是否可以进行磁共振检查。

 小贴士

起搏器电池是有寿命的，安装起搏器后注意复查，除了特殊型号的心脏起搏器之外，一般单腔起搏器电池寿命≥8年，双腔起搏器电池寿命≥6年，三腔起搏器电池寿命≥4年。我们有一位百岁老人，已经更换了4个起搏器了。现在，已经在研发无须更换电池的起搏器，期待这些新兴产品早日上市，造福老年人！

（赵　喆）

49 电子血压计准确吗

电子血压计是目前最为实用的家庭血压测量工具，一般来说，虽然和金标准水银式血压计测量值之间存在一定的差异，但是作为自测工具，也是可以接受的。我们推荐确诊高血压时以水银式血压计为准，但监测血压可以使用电子血压计。

血压计类型可分为：水银血压计、无液血压计、自动或非自动的示波法血压计。其中，水银血压计、无液血压计均采用听诊法测量，因水银有毒，而无液血压计测量不准确，现在已较少使

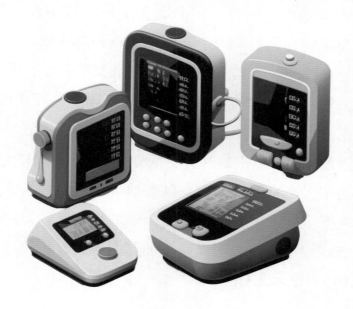

用。所以，现在越来越多的自动或非自动的示波法血压计用于诊室及家庭监测。

当家中电子血压计测量的血压与诊室中测量的血压不一致时，您是否会怀疑家中电子血压计不准确？事实上，越来越多的证据表明，诊室与诊室外血压测量值之间存在差异，而非临床环境下测得的血压值是未来心血管事件的更好预测指标。所以高血压指南推荐的血压测量方法依次为动态血压监测（ABPM）、家庭血压监测、自动诊室血压测量、常规诊室血压测量。研究表明，常规诊室测量值比前三者可高出5~10毫米汞柱，这可能与"白大衣效应"有关。

虽然现在电子血压计很方便获得，能否测准血压还是有一定讲究的。电子血压计是否测量准确和很多因素相关，以下罗列了几个常见影响因素。

（1）正确校准血压测量仪：全世界只有不到15%的血压计公布了设备准确度的信息。加拿大和美国在以下两个网站上提供了经过验证的血压计列表：https://www.validatebp.org/ 和 https://hypertension.ca/bpdevices。事实上，血压计并不要求正式验证后才能上市。每年需要检查一次血压计的准确度。简单的方法是，可以在诊室带上个人血压计测量血压，同时让医生测量另一手臂的血压，以此来检测其准确性，一般差异<5毫米汞柱为可接受。

（2）使用大小合适的袖带：血压袖带气囊的长度应为上臂围的80%，宽度至少为上臂围的40%。如果肥胖患者使用的袖带过于短小，导致袖带内压力明显高于动脉内压力，可使其收缩压被高估多达10~50毫米汞柱。

（3）正确放置袖带：不要挽起衣服，需保证接触面平整，将袖带绑住上臂，手臂的朝向应与袖带的空气管一致，三角标志应在中指的延长线上，袖带下缘应距离肘窝约2根手指宽度，袖带不宜过紧、过松，以能够塞进1~2根手指为宜。

（4）减少干扰因素：正确的测量体位、测量时间，以及测量前排空膀胱、避免咖啡因和吸烟、避免过冷/过热的环境及情绪、体力活动等影响。要确保坐姿舒适，双脚着地，肘部与心脏平齐。短效降压药服用后半小时左右血压值会偏低。过冷的环境或测血压时讲话都会导致血压偏高。

（5）袖带充气高血压：手动为袖带充气的半自动电子血压计，由于袖带充气时的肌肉活动可能引起血压急剧升高多达12/9毫米汞柱，所以为了消除肌肉活动的影响，应将袖带充气至高出收缩压至少30毫米汞柱（而非20毫米汞柱）。

（6）假性高血压：对于动脉钙化严重的患者，需要袖带压明显大于其收缩压时才能压迫肱动脉。所以，血压计测得的血压数值可比直接有创测量的血压数值高10毫米汞柱左右。

小贴士

　　建议需每年携带家庭电子血压计去正规机构校准一次，以保证其准确性。

（张　莉）

 **50 什么时间服用降压药最好**

　　降压药的常见服用时间为清晨和下午4点左右，因为血压会在这两个时间段出现峰值。至于这两个时间哪个更好，其实一直存在争议。我们建议老年人根据自己血压的波动情况，决定服药时间，用药应该个体化。

　　控制高血压和预防心脑血管病事件，长期使用降压药物是

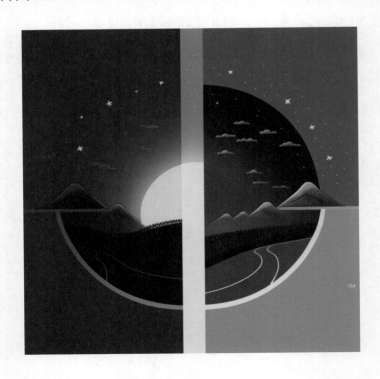

至关重要的。然而，关于降压药物到底是早上服用更好还是晚上服用更好，一直存在争议。在2022年欧洲心脏病学会年会上，TIME（treatment in the morning versus evening study）研究提供了该争论的最佳数据。该研究历经5年，超过21 000例高血压成人被随机分配在早晨或晚上服用降压药，是迄今为止最大的心血管研究之一。结果显示，两组的心血管疾病发病率、血管性死亡、安全性及副作用都相似。

但个体如何精准降压，使血压更平稳，需要考虑到血压的昼夜生物节律及药物药效时间、是否受进食影响等因素。

多数高血压患者具有明显的昼夜变化特征，上午9点到11点和下午4点到6点是血压的最高值，晚上6点以后开始逐渐下降，次日凌晨2点到3点是血压的最低值，随后开始回升。一般而言，夜间血压比白天血压下降10%~20%，即血压有明显的双峰一谷型，称为"杓型血压"。也有部分患者的血压波动并不是这个规律，如夜间血压的下降趋势变弱，全天血压曲线变得平缓，夜间血压下降小于10%，表明血压昼夜节律异常，称为"非杓型血压"。

我们可以进行动态血压监测（ABPM），找出自己的血压高峰。ABPM是指佩戴一种仪器在身上进行24~48小时的血压测量，通常在日间每15~20分钟自动测量一次血压、夜间每30~60分钟自动测量一次血压。但需要提醒大家的是，不要自己在家过于频繁地测血压，因为过度地关注血压，会导致紧张、焦虑，从而使血压进一步升高，形成恶性循环。

短效降压药，如硝苯地平、卡托普利、维拉帕米等，通常在服用后0.5小时开始生效，2~3小时达到最大效果。所以，对于"杓型血压"，建议在上午7点和下午2点分别服药，以使药物的效果最高时与血压的两个高峰吻合。

很多降压药服用频率是"一天一次"，那就意味着这种降压药是长效降压药。如果没有特别注明服药时间，则说明它不受进食影响。这样的药对大多数人来说，早上空腹服用是个不错的选择，因为多数人白天血压高、夜间血压低，早晨服药正好可以在白天维持较高的血药浓度。但如果是血压节律异常的"非杓型血压"患者，如夜间高血压，或清晨高血压患者，可以改为睡前服药，这样在夜间和清晨时血药浓度相对高，可以维持血压稳定。

有的药物会受食物影响，如卡托普利，胃中食物可使其吸收减少30%~40%，而食物会使美托洛尔吸收增加40%，所以为了平稳降压，减少血药浓度波动，也建议空腹服用此类降压药物。

其他特殊药物，需要注意特殊服药时间。例如特拉唑嗪，会引起直立性低血压，因此应该在睡前给药。而利尿剂不宜在睡前服用，避免夜间排尿次数过多，影响睡眠。

 小贴士

　　有高血压的老年人去医院空腹抽血或者检查前，需要服用好降压药物。

（张　莉）

51 长期服用降压药会出现耐药吗

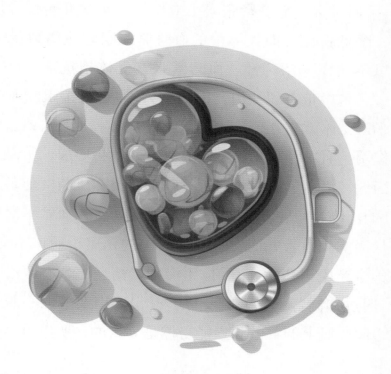

　　降压药不会出现耐药。老年人血压控制不好可能需要调整降压方案，但是这种情况下不能称为降压药耐药。

　　耐药性是指病原体长期接触低剂量药物后发生的适应性变化，一般指病原体与药物多次接触后，对药物的敏感性下降甚至消失，致使药物对该病原体的疗效降低或无效，微生物、寄生虫及癌细胞都可以产生耐药性。

那么长期服用某种降压药，会产生耐药吗？答案是否。病原体产生使药物失活的酶、改变膜的通透性而阻止药物进入、改变靶结构或改变原有代谢过程都是病原体产生耐药性的机制。而降压药是通过各种生物学机制来使身体自身降低血压的，比如血管紧张素转化酶抑制剂（ACEI）类降压药（药名中带有"普利"的药物），是通过阻止血管紧张素Ⅰ或血管紧张素Ⅱ转换，从而舒张血管，降低血压，而人体中的血管紧张素转化酶数量是固定的，所以不会产生耐药性。血管紧张素受体拮抗剂（ARB）类降压药（药名中带有"沙坦"的药物），通过直接阻断血管上的血管紧张素受体而充分有效地阻断血管紧张素Ⅱ的水钠潴留、血管收缩作用。而血管紧张素受体的数量并不会增加，所以也不会产生耐药性。钙离子通道阻滞剂（CCB）类降压药（药名中带有"地平"的药物），其药理作用是阻止钙离子进入血管平滑肌细胞内部，从而扩张血管，而血管平滑肌上的钙离子通道不会增加，所以也不会产生耐药性。β受体阻滞剂（药名中带有"洛尔"的药物），通过抑制肾上腺素能受体，减慢心率及减弱心肌收缩力而降压，而心肌上的肾上腺素能受体是固定的，所以也不会产生耐药性。

很多人吃某种高血压药好几年了，但是近期血压控制不好了，就担心是否出现了和抗生素一样的耐药反应。其实可能与以下几个因素有关。

（1）可能是高血压病情出现了变化。高血压可导致靶器官损害，如长期高血压导致肾脏出现病变，且降压药主要通过肾脏代谢，肾脏病变进一步加重了血压升高，导致恶性循环。如果合并了糖尿病、高血脂、高尿酸血症，并且随着年龄增长，动脉硬化程度逐渐加重，可导致血压控制不佳。这样，原来的这种高血压药物自然就不能控制住目前的血压了。

（2）生活方式及生活状态的变化也会影响血压。例如生活、工作压力过大、情绪波动、缺乏锻炼、盐分摄入过多、咖啡因摄入、吸烟等都会使血压升高。所以，养成良好的生活习惯，学会控制情绪，对血压的控制都是至关重要的。

（3）警惕继发性高血压。是否存在原发性肾病、原发性醛固酮增多症、肾动脉狭窄、呼吸睡眠暂停综合征或药物（常见有非甾体类药物、激素、避孕药、重组人促红细胞生成素、免疫抑制剂、拟交感类药物、抗抑郁药物）等所致的继发性高血压。

所以，如果血压有反复，请注意排除以上几种因素，随访生化等各项指标，调整用药，而不要误认为降压药产生了"耐药性"。

小贴士

降压药不存在耐药性，一种药疗效不佳的时候，一般可以选择联合用药，原有的药物仍然可以使用。

（张　莉）

52　需要经常换降压药的种类吗

　　不建议经常更换降压药。

　　临床工作中，经常会碰到患者问，吃某种降压药时间长了，是不是该换一种降压药了？有的患者是怕长期服用某种降压药产生副作用，有的患者怕长期服用某种降压药而产生耐药性，有的患者平时很少测血压，因为"诊室血压高"就想着换药，还有的老年人听说某种新药上市了或者进医保了，或者某某邻居使用某

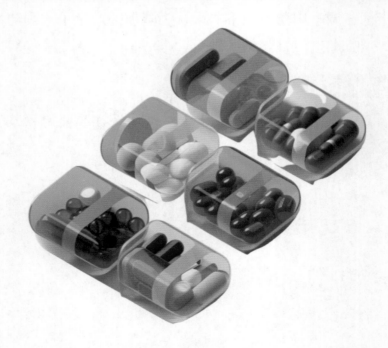

某药物很好，就要求自己也用。

　　一般来说，降压药的副作用会在刚开始用药几周内表现出来，如果用了一段时间没有副作用产生，说明机体可以耐受这种药物。降压药物不存在"耐药性"一说。"诊室血压高"可能与"白大衣效应"有关，研究表明，诊室所测血压比常规血压可高出5~10毫米汞柱，所以如果单次出现诊室血压高，不能说明平时血压控制不好。

　　事实上，血压控制需要持久、平稳，频繁换药会导致血压波动，而血压波动对心、脑、肾等靶器官都有不良影响。只有发生以下情况时，才考虑调整用药。

　　（1）血压控制不理想：可能是随着年龄增加，合并了糖尿病、高血压等疾病使动脉硬化程度加剧，导致血压进一步升高。生活方式不健康，如吸烟、喝酒、熬夜、喜欢吃腌渍食品、缺乏锻炼等，也会使血压升高，或者情绪变化、疾病影响都会影响到血压。气候因素会对血压产生影响，寒冷季节血管收缩，血压一般会偏高。这时候可以增加药物剂量，也可以加用另一类降压药物，或者可以换一种降压作用更强的药物。当然，必要时还是需要去医院检查，排除原发性肾病、原发性醛固酮增多症、肾动脉狭窄、呼吸睡眠暂停综合征等疾病所致的继发性血压升高。

　　（2）副作用明显不能耐受：服用血管紧张素转化酶抑制剂（ACEI）类降压药（药名中带有"普利"的药物），出现剧烈干咳；服用钙离子通道阻滞剂（CCB）类降压药（药名中带有"地平"的药物），出现下肢浮肿、心跳快、颜面发红等明显不适；服用β受体阻滞剂（药名中带有"洛尔"的药物），出现显著的心动过缓；服用利尿类降压药，出现了电解质紊乱；服用α受体阻滞剂，出现了直立性低血压等。这时候可换用另一种降压药物。

（3）合并了新发疾病：这时候可以换成对全身情况更有利的降压药。水肿患者可选择含噻嗪类利尿剂的降压药物；心肌梗死后患者可使用β受体阻滞剂；尿白蛋白升高患者，可选择ACEI或ARB治疗，可降低进展为终末期肾病的风险。

 小贴士

　　服用降压药治疗中，如果血压控制良好，没有副作用出现，能兼顾全身情况，那么就无须更换降压药物！适合自己的药最重要，也没必要追求新药。

（张　莉）

53 抵抗力差容易感冒怎么办

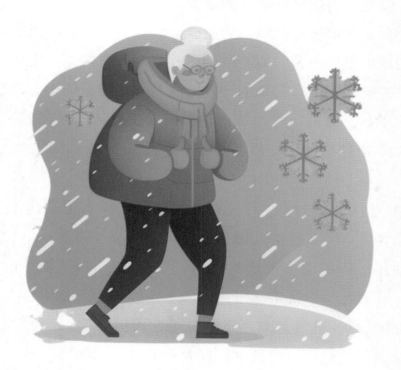

对于抵抗力差的老年人，增加免疫力是关键。

增强免疫力的方法主要包括以下几点。

（1）保证充足的蛋白质摄入：良好的蛋白质营养是构建人体免疫系统的物质基础。没有肾功能不全、蛋白尿的老年人，目前的指南是推荐高蛋白摄入的，每天1.2~1.5克/千克体重蛋白质，推荐优质动物蛋白，如鸡蛋、牛奶、瘦肉等。每个鸡蛋可以提供7克蛋白质，如果担心蛋黄摄入过多引起胆固醇升高的问题，可以每天只吃一个蛋黄，但是可以吃2~3个蛋白。

（2）衰弱的老年人饮食控制不宜太过严格：很多人是从中年开始患慢性病的，如高血压、糖尿病、高脂血症等，如果接受了良好的慢病教育，就会严格控制饮食，进入老年期后，又进入了另一个极端，仍然坚持严格的饮食控制。需要知道的是，老年人容易发生老年期特有疾病，如肌少症、衰弱等，肌肉减少的患者也会表现出抵抗力差、容易跌倒、骨折等。所以，一定要根据具体情况去应对。一个简单的评判方法是，用体重的千克数去除以身高的平方，身高以米为单位，得出来的数值如果在22~24，对于老年人是理想的，22以下就是偏瘦了，需要适当增加总热量摄入。

（3）锻炼：2021年7月公布的《国际老年人运动建议：专家共识指南》，建议老年人做抗阻运动。每周1~3次，1~3组主要肌群动作，每组动作重复8~12次，如深蹲、伸屈膝、使用器械等。有氧训练，如快走、慢跑、骑车、游泳等，每周3~7次，每次20~60分钟。还要注意做平衡训练，每周1~7次，每次1~2组，4~10个动作，包括单腿站立、打太极拳、做瑜伽等。当然，老年人运动要量力而行，循序渐进，防止运动损伤。

（4）接种疫苗：接种流感和肺炎球菌疫苗是最重要的肺炎预防措施。即便接种肺炎球菌疫苗可能也无法预防老年人发生肺炎，但接种者中菌血症和侵袭性肺炎球菌病的发生率降低，而且接种了疫苗的老年患者后来因肺炎住院时的死亡率也下降了。推荐老年人接种肺炎疫苗。不主张去注射免疫球蛋白增强免疫力，免疫球蛋白是人体受到抗原刺激后产生的一种蛋白质，免疫球蛋白半衰期3周，维持效果有限，没有任何临床证据证明人体球蛋白血制品能增强体质。

小贴士

充足的营养配合锻炼可以提高老年人的免疫力。流感疫苗注射，可以有效减少老年人冬季感染的发生。

（朱云霞）

54 发现肺结节怎么办

根据国内外文献报道，只有0.3%~3.7%的肺部结节为恶性，绝大部分肺部结节是无危险的，所以发现肺结节后不要恐慌，正确认识与面对肺结节最重要。

肺结节指的是边界清楚的、影像学不透明的、直径不超过3厘米、周围完全被肺组织包容的肺部阴影，不伴有肺不张、肿大

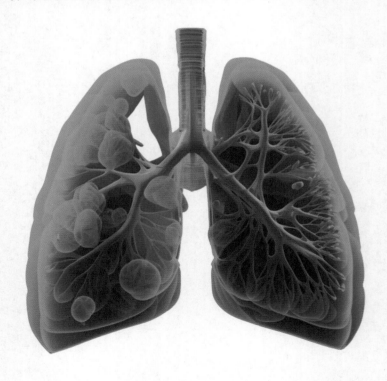

淋巴结、胸腔积液。目前临床上判断肺结节是以胸部CT为主。

很多肺部小结节，犹如受伤后的瘢痕，只是岁月留下的痕迹。人正常呼吸吸入粉尘、细菌、病毒等外来异物，肺里面的免疫细胞如白细胞、巨噬细胞等会把这些异物清理，而在这个过程中，肺表面上会留下钙化点或者结节。过去肺部有感染，也会留下结节。这些结节可以在体内跟人一直和平共处，不用担心。

部分肺结节是恶性的，其中绝大多数为肺癌。存在高危因素的人需要做肺部结节的筛查。年龄40岁以上，具有下列高危因素之一：①具有长期吸烟史，吸烟指数（每天吸烟支数乘以吸烟年数）>400支/年，或已戒烟但戒烟时间不超过15年。②长期被动吸烟。③长期遭受外界环境污染及室内环境污染（如煤烟、装修）。④有肺癌家族史。⑤烹饪油烟暴露史。⑥环境污染，如职业接触、工业污染等。

体检者发现肺部结节后常会产生两种截然不同的心态。一种是过度恐慌，认为结节等于癌，终日心神不宁，坐卧不安，必欲切之而后快。另一种则认为结节无害，没必要定期随访和进行必要的治疗。其实这两种应对方式都是错误的。大规模筛查数据显示，多数小结节，尤其是5毫米以下的肺部结节大多为良性。即使是恶性，也属于早期的原位癌和微浸润癌，其进展较为缓慢，预后良好。当然，对于肺部结节也不可掉以轻心，毕竟存在一定恶性病变概率，随着结节体积增大，恶性概率增高。因此，面对肺部结节的正确态度为既不必过度恐慌，又要高度重视。

目前对于肺部结节的性质判定，还缺乏十分准确的鉴别方法，需要通过定期的随访复查。患者经常会问："如果真是肺癌，会不会拖几个月之后就扩散了啊？"早期肺癌病灶生长十分缓慢，在短时间或一定时间内不会对患者的结果及预后造成很大的影响。对于没有明显恶性征象、实性结节或部分实性结节大小在8毫米以下、纯磨玻璃结节小于10毫米等情况，可以通过定期随访观察结节变化，如果有明显进展，可进一步做增强CT或者结节穿刺，如果没有明显变化，需继续随访观察。对于小于5毫米的肺部磨玻璃结节，可1年后复查胸部CT，若结节增大或实性成分增加，则可于3~6个月后再行胸部CT复查；对于直径在6~10毫米的病变，则于半年后复查胸部CT，若增大或变实，有恶性征象者，则考虑手术治疗；对于大于1厘米的病变，则随访时间缩短至3~6个月，若增大或变实，有恶性征象者，则考虑手术。

 小贴士

　　肺结节，尤其是磨玻璃结节，随访很重要。

（朱云霞）

胃

55 高龄老人能做胃肠镜吗

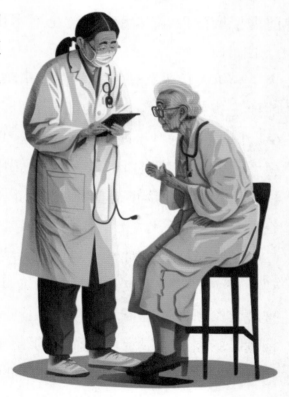

年龄不是胃肠镜检查的绝对禁忌证，排除禁忌证后，80岁以上的高龄老人也是可以做胃肠镜的。

通过胃镜检查，可以清晰地看到食管、胃、十二指肠的情况，而且可以在胃镜下进行组织活检及一些治疗，如息肉摘除等。不适合做胃镜的情况主要有：①严重冠心病、不稳定型心绞痛、严重心律失常及心衰患者。②主动脉瘤患者。③重度肺功能障碍或者哮喘发作期患者。④未控制的严重高血压患者。⑤急性上消化道出血伴休克患者。⑥胃肠道梗阻伴有胃内容物潴留患者。另外，如果没有镇静/麻醉药物过敏史，也是可以考虑做无痛胃镜的。无痛胃镜是相对于普通胃镜检查而言，在麻醉医生的辅助下采用静脉全身麻醉的胃镜检查方法，麻醉药物起效快，患者在胃镜检查过程中无任何不适感，可避免检查过程中因不能配合或者呕吐造成的继发性损伤，而且医生也能从容操作，仔细观察、治疗。患者也可以快速苏醒。但是，也和其他麻醉药物一样，被检查者可能发生过敏反应、心跳呼吸抑制、麻醉后反流误吸等。因此，无痛胃镜不是人人都合适的，但是年龄不是绝对禁忌证，做无痛胃镜检查前需要麻醉医生对患者进行全面术前评估，患者家属要签署同意书。

老年人接受胃镜检查的注意事项有以下几点：①做胃镜检查前要先查血常规、凝血功能、乙肝表面抗原。胃镜检查前禁食6~8小时、禁水4小时。②胃镜检查时可能要取活检或做治疗的患者，为防止其出血，做胃镜前停用活血药物至少3天。③胃镜检查后2小时内禁止进食和饮水，以免发生呛咳。④无痛胃镜检查需要有家属陪伴。

结肠镜检查可对患者的直肠、结肠及部分末端回肠进行检查和处理，结肠镜不仅是一种诊断工具，也可用于治疗。结肠镜检查包含诊断性适应证和治疗性适应证。诊断性适应证包括筛查或检测结肠癌、对提示可能存在的结肠或远端小肠疾病的体征和症状进行评估、对已知结肠疾病患者的治疗反应进行评估以及对影像学检查的异常发现进行评估。治疗性适应证包括狭窄扩张、支架置入、结肠减压及异物摘除等。

肠镜检查相比胃镜检查耗时更长，还需要肠道准备。高龄老人通常有多种慢性疾病，研究表明有共存疾病的患者肠镜检查后发生严重并发症的风险升高，例如有卒中、慢性阻塞性肺疾病、心房颤动和心力衰竭病史的老年人。肠镜检查的风险主要有：①所有的肠道准备都可能引发不良反应，包括液体和电解质紊乱、恶心、呕吐、腹胀、腹部不适、误吸以及呕吐引起的食管撕裂。②出血：出血通常与息肉切除术相关，很少出现于诊断性结肠镜检查。③穿孔：炎症性肠病、恶性肿瘤、感染、放疗、坏死或部分撕裂可能导致黏膜异常。这些异常可能导致结肠壁薄弱，使患者易发生穿孔。④感染。⑤无痛肠镜有麻醉风险。

临床最多见的需要肠镜检查的情况是明确是否有肠道肿瘤。如果高龄老人血液肿瘤标志物、腹部CT等检查高度怀疑肠道肿瘤，可以先行PET-CT检查，大致可以看到肠道是否有问题，而且可以协助评估是否有远处转移。PET-CT检查后如果仍有肠镜检查的必要性，再请老年病科医生、内镜室医生一起评估患者能否耐受检查。如果是属于治疗性的适应证，例如直肠肿瘤已经导致梗阻，需要姑息性置入支架治疗，那还是需要积极运用肠镜去操作。

小贴士

高龄老人胃镜检查无须太多顾虑，肠镜检查还是需要请老年病科医生、内镜医生一起评价。如果要做无痛胃肠镜，需要麻醉医生评估全身情况能否耐受麻醉。

（朱云霞）

56　感觉"烧心"怎么办

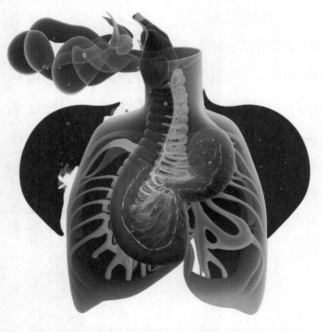

　　老年人有烧心感一般建议药物治疗，可以用于老年人烧心治疗的药物主要有以下两大类：制酸剂和抗酸剂。

　　（1）制酸剂：老年人的制酸治疗主要是应用制酸剂，这其中包括 H_2 受体阻滞剂、质子泵抑制剂、胃黏膜保护剂，以及饮食调理。制酸剂全称胃酸分泌抑制剂，是通过中和胃酸，抑制胃酸分泌所需的受体或者酶。常用的有两大类：①第一类为 H_2 受体阻滞药。这类药物是竞争性阻断胃壁细胞基底膜的 H_2 受体，对于以基础胃酸分泌为主的夜间胃酸分泌有良好的抑制作用，建议晚饭后或者睡前服用。主要药物有雷尼替丁、西咪替丁、法莫替丁等。②第二类是质子泵抑制剂。这类药物可以与胃壁细胞的 H^+-K^+-ATP 酶结合，抑制胃酸形成的最后环节，快速提高胃液的pH，减少胃黏膜的刺激，快速改善症状。代表药物有埃索美拉唑、奥美拉唑、泮托拉唑、兰索拉唑、雷贝拉唑。质子泵抑制剂的吸收利用会受到胃内食物的干扰，因此建议空腹状态下服用最佳。还有M胆碱受体阻断药和胃泌素受体阻断药，也属于制酸剂，不过现在应用比较少。

（2）抗酸药：口服后在胃内直接中和胃酸，升高胃液pH，使胃蛋白酶活性降低。主要有氢氧化铝、硫酸铝、碳酸氢钠等。

此外，还可以应用促胃动力药、胃黏膜保护剂、消化酶等治疗慢性胃炎、胃溃疡等伴发的胃酸过多。

对于胃酸分泌过多的患者，建议减少促使胃酸分泌的因素，如戒烟、戒酒，不饮浓茶和咖啡，忌食生冷食物、油腻食物。用餐要定时定量、细嚼慢咽，睡前3小时尽量不要吃东西，以免夜间胃酸反流。有胃病且容易反酸的患者可以手边备用苏打饼干，出现胃反酸后，吃两块苏打饼干，这种饼干里的碱性成分，可以中和胃液中的酸性物质。没有苏打饼干，也可以吃点馒头。

小贴士

建议患者去做胃镜胃黏膜活检或者C_{13}呼气检查，评估有无HP感染，如果有，建议抗HP治疗。

（朱云霞）

57 幽门螺杆菌阳性要不要治疗

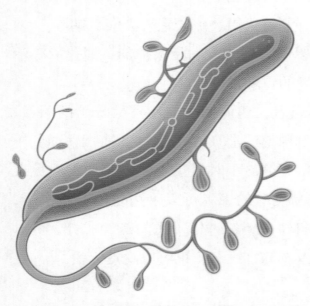

老年人发现自身幽门螺杆菌（HP）感染，不要过于担心，这个细菌在人群中感染率非常高，是可以治疗的，但要综合考虑是否需要抗HP治疗。

首先，幽门螺杆菌是一种微需氧的螺旋形革兰阴性菌，虽然说它可引起慢性胃炎、胃腺癌、胃淋巴瘤和大部分消化性溃疡，但是这不是必然的关系。幽门螺杆菌感染是人类最常见的慢性细菌感染。保守估计，全世界有50%的人口存在幽门螺杆菌感染。幽门螺杆菌感染的血清学证据在10岁以下人群中罕见，但在18~30岁人群中增至10%，在60岁以上人群中增至50%。

其次，幽门螺杆菌可以治疗，和年龄没有关系，70岁的老年人依然可以耐受治疗。但需要解决的问题是要不要治疗。关于这个问题，还是有争议的。因为中国人饮食以聚餐为主，即使清除HP，再感染的风险还是非常大的。大多数专家认为，如果没有消化系统症状，或者没有做胃镜，或者胃镜检查下没有看到胃黏膜活动期的糜烂、胃溃疡，仅仅是呼气试验发现幽门螺杆菌阳性，则不需要治疗。不过，根除幽门螺杆菌的最佳年龄是18~40岁，对于成年人，还是建议积极检查，越早根除，受益越大。

如果选择治疗，幽门螺杆菌感染的一线治疗选择是常规三联疗法，包括质子泵抑制剂（PPI）、克拉霉素或甲硝唑和阿莫西林，给药7~14天。然而，在过去几年中，常规三联方案的有效性已经降低，根除率低于80%。降低的根除率主要是由于克拉霉素的细菌耐药性增强，所以也可选择四联方案，在三联的基础上加用铋剂。建议前往消化科专科就诊，根据患者本身症状及对抗生素的疗效决定具体治疗方案。

小贴士

需要强调的一点是，对于针对幽门螺杆菌进行治疗的所有患者，都应该检查以确认是否根除了幽门螺杆菌。抗生素治疗完成后4周或更长时间后可通过尿素呼气试验检测。对于经两个疗程抗生素治疗后仍持续存在幽门螺杆菌感染的患者，应该经内镜取活检以进行培养和药敏试验。

（朱云霞）

肝胆

58 只有胖子会得脂肪肝，瘦子不会吗

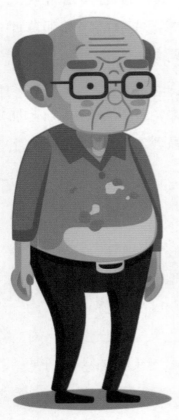

脂肪肝是一种常见的肝脏疾病，其特征是肝细胞内积累大量脂肪，导致肝功能异常。虽然肥胖是导致脂肪肝的主要因素之一，但实际上，即使是瘦子也有可能得脂肪肝。

有一些瘦子的体重在正常范围内，但他们的体脂含量相对较高，这种人也有可能出现脂肪肝。这是因为，脂肪的积累不仅取决于人体总体重量的多少，还与脂肪在身体中的分布有关。腹部脂肪对肝脏的影响更大，是因为腹部脂肪属于内脏脂肪，也称为腹腔内脂肪。相比之下，皮下脂肪则存储在皮下组织中，远离内脏器官。内脏脂肪的特点是可以分泌一些激素和细胞因子，这些物质会进入血液循环并影响身体的代谢过程。内脏脂肪的这些物质会影响身体对胰岛素的敏感性，从而增加胰岛素抵抗的风险。当身体对胰岛素的敏感性下降时，胰岛素就不

能有效地将血糖转化为能量，导致血糖水平升高，这可能会对肝脏造成压力和损害。此外，内脏脂肪也会释放一些自由脂肪酸，这些物质会被肝脏吸收，并促进肝脏内脂肪的积累，导致脂肪肝的发生。因此，与皮下脂肪相比，腹部脂肪对身体的代谢和健康状况会产生更大的影响，容易导致脂肪肝等代谢性疾病的发生。尤其是少肌性肥胖的患者，更容易得脂肪肝。因为肌肉是身体内最重要的葡萄糖消耗器之一，肌肉减少导致机体对葡萄糖的利用能力降低，更容易产生胰岛素抵抗，从而进一步促进脂肪肝的发生。

此外，还有一些因素也可能导致瘦子出现脂肪肝。例如，快速减肥可能导致脂肪在肝脏中堆积。这是因为，当一个人突然开始严格控制饮食或限制食物摄入时，身体会将能量储存起来，以防止能量短缺，这使得肝脏中的脂肪含量增加，从而导致脂肪肝的发生。再例如，虽然吃得清淡有利于健康，但是如果缺乏必要的营养素，如蛋白质、脂肪和碳水化合物，也可能导致脂肪肝。营养不良可能导致肝脏无法正常代谢脂肪，从而使脂肪在肝脏中积累。饮酒过量也会导致肝脏无法正常代谢脂肪，从而使脂肪在肝脏中积累。此外，某些药物的副作用，例如，激素类药物（泼尼松、地塞米松等）、抗癫痫药物（如苯巴比妥、丙戊酸钠等）、抗逆转录病毒药物（如利巴韦林、拉米夫定等）、非甾体抗炎药和乙酰氨基酚等长期或大量使用可能导致脂肪代谢障碍、肝脏脂肪堆积、肝脏损伤，进而引起脂肪肝。某些疾病，如甲状腺功能减退、垂体功能减退、多囊卵巢综合征、睡眠呼吸暂停综合征等，亦与脂肪肝的发生和进展有关。

因此，无论是胖子还是瘦子，只要存在上述因素的影响，都有可能出现脂肪肝的情况。

 小贴士

　　对于胖子的脂肪肝，减肥是最佳治疗手段，减肥后脂肪肝是可以消退的。

（张　莉）

59 非酒精性脂肪肝是良性病变，会进展吗

非酒精性脂肪性肝病（nonalcoholic fatty liver disease，NAFLD）是指无其他原因（如大量饮酒等）导致的继发性肝脏脂肪沉积。据报道，NAFLD全球患病率达6%~35%，向心性肥胖、2型糖尿病、血脂异常等是其主要的危险因素，因为常见，而且大部分NAFLD患者没有症状，很多人漠视它，认为它是良性疾病，那

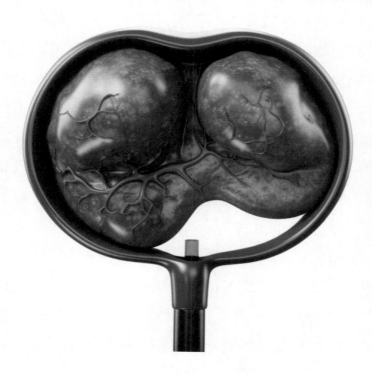

么果真是这样吗？

NAFLD可进展为肝纤维化、肝硬化。已发生肝硬化的患者可能存在慢性肝病特征（如出现肝掌、蜘蛛痣、腹腔积液），可能出现实验室结果异常（血清白蛋白降低、白/球比倒置、胆红素水平升高、凝血酶原时间延长、血小板减少和中性粒细胞减少等）。

NAFLD最终可进展至肝细胞癌。据报道，肝细胞癌患者中约15%由NAFLD进展而来。大量研究提示，NAFLD肝细胞癌患者就诊时年龄大，发现肿瘤时常常已处于晚期阶段，肿瘤根治的概率低，预后差。根据2015年健康评估数据，我国NAFLD所致肝细胞癌死亡人数占同期肝细胞癌死亡总数的10.5%。

除了NAFLD肝病，NAFLD与代谢综合征互为因果，共同促进心、脑、肾动脉硬化性血管疾病以及结直肠肿瘤等肝外恶性肿瘤的发病。如果不及时有效干预，也会严重危害肝外重要器官的健康。事实上，心血管疾病才是NAFLD人群中最常见的死亡原因。

如果不加以干涉，任其发展，NAFLD的确危害很大，但令我们欣慰的是，NAFLD是可逆的。目前没有针对NAFLD的特效药，通过改变生活方式来减少体内脂肪含量并增加骨骼肌质量是NAFLD治疗最有效的方式。

研究表明，对于超重的患者，减去7%~10%的体重，能缓解脂肪性肝炎并可逆转肝纤维化。但减重不可过快，减重速度每周0.5~1.0千克比较合适，避免因过度节食、快速减肥导致脂肪代谢出现紊乱反而加重肝脏的脂质沉积。应循序渐进，而且需要实施长期减肥和防止体重反弹计划，以促进代谢紊乱和脂肪性肝炎持续缓解，避免因体重反弹而前功尽弃。首先需要做到"少吃多动"，即使是体重指数正常但存在代谢紊乱的患者，也同样需要节制饮食、减少饮酒、避免久坐、增加锻炼加强骨骼肌力量，改善胰岛素抵抗。其次需要改变饮食结构，尽量避免高脂、高热量低蛋白及深加工食品，保持营养均衡。同时对合并存在的高血压病、糖尿病、痛风、高血脂等代谢疾病采取药物治疗。若上述措施仍不能有效减重和控制代谢紊乱，肥胖性NAFLD患者可以考虑采用腹腔镜或胃镜下手术减肥，从而有效治疗代谢紊乱。

 小贴士

有些人得了脂肪肝，特别是有肝酶升高，就非常紧张，开始使用各种保肝药物。其实，这些药不仅不会治好脂肪肝，甚至还可能产生副作用。真正去改变生活方式才是治疗脂肪肝的王道！

（张　莉）

60 胆结石是手术治疗好还是保守治疗好

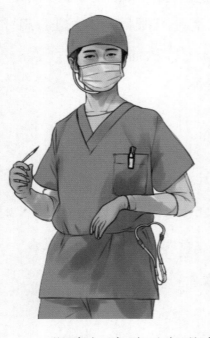

胆结石的治疗方式取决于患者的症状、影像学检查结果以及有无并发症。年龄不是治疗方式选择的主要影响因素。没有症状的患者可以不治疗，反复胆绞痛发作的患者还是建议尽早手术切除。

大多数胆结石患者一生都没有症状，胆结石是偶然发现的。这类患者通常可采取期待治疗，之后出现症状时再行胆囊切除术。目前研究认为，预防性胆囊切除术无益。不过，胆囊癌风险升高的患者需行预防性胆囊切除术。

胆囊切除需要有明确的手术指征。只有出现症状且反复发作、充满型结石、结石呈淤泥状、结石较大超过2厘米、胆囊功能已受损等情况，才考虑胆囊切除。这类患者症状很可能反复发作，并有发生并发症的风险。胆囊切除术通常通过腹腔镜进行，但也可通过开放性右上腹切口进行。与开腹胆囊切除术相比，腹腔镜胆囊切除术减轻了术后疼痛，明显缩短了住院时间、恢复时间，并且从美观角度也受到很多患者的认可。然而，腹腔镜手术可能导致胆总管损伤的风险升高。此外，由于各种技术或患者自身问题，腹腔镜手术可能需转换为开腹手术。随着人口老龄化以及外科手术技术的进步，手术年龄限制已经大为放开，高龄已不再是手术的绝对禁忌证。做还是不做手术主要取决于手术风险和疾病本身风险之间的比较。

　　若患者单次胆绞痛发作，不伴并发症，且不想手术，则可以选择期待治疗，但患者应了解后续并发症的风险。对于不行胆囊切除术的患者，应进行胆绞痛症状的宣教，并嘱患者出现症状时就医。不适合手术的患者还可选择溶石治疗。保守治疗主要适用于以胆固醇为主要成分的结石。

　　对于有症状的无并发症胆石症（胆绞痛）患者，若无法/不愿接受胆囊切除术，且胆囊有功能、内含未钙化的小结石，建议口服熊去氧胆酸行溶解治疗。符合下列所有条件的患者最适合接受口服胆汁酸溶解治疗：①结石较小（<1厘米）。②结石钙化程度很低、胆固醇浓度高。③无并发症且胆石症的症状（胆绞痛）较轻。④胆囊管畅通。⑤胆囊黏膜浓缩功能良好。

小贴士

　　有人误认为胆囊是分泌胆汁的，切掉会影响消化功能。事实上，胆汁是肝脏分泌的，术后定时吃饭、不大量摄入高脂饮食，切除胆囊后通常不会影响正常生活。

（张　莉）

61 肠镜检查提示"肠化"要紧吗

老年人肠镜病理提示"肠化",并不一定意味着有癌变的可能,但是也不能忽视这个结果。以下将详细介绍肠化的相关知识,以及如何进行随访和治疗。

(1) 肠化的概念和原因:肠化是指肠道黏膜上的肠绒毛出现变形、萎缩或缺失的情况,它通常是由于肠道受到某些损伤或疾

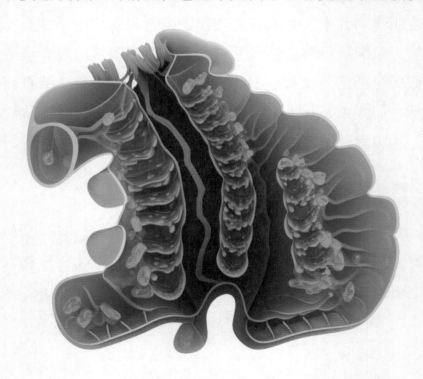

病的影响而导致的。肠化可能是由于炎症性肠病、感染、肠套叠、萎缩性胃炎等因素引起的。肠化也可能是由于年龄增长和肠道功能的自然退化而引起的。

（2）肠化和肠癌的关系：肠化本身不是癌变，但是它与肠癌之间有一定的联系。一些研究表明，肠化可能是肠癌的早期预警信号。因为肠化会使肠道黏膜受到损伤，从而使肠道黏膜上皮细胞的基因发生变异，增加了患上肠癌的风险。同时，一些慢性炎症性肠病（如溃疡性结肠炎和克罗恩病）也会增加患上肠癌的风险。

（3）老年人肠化的诊断和治疗：老年人常常会患上肠化，肠化可以通过肠镜检查和组织病理学检查来诊断。如果老年人肠镜病理提示"肠化"，需要进一步评估其肠癌的风险。如果有肠癌的高危因素（如家族史、炎症性肠病等），应该进行更频繁的随访。

（4）随访：通常建议有"肠化"且有肠癌高危因素的老年人每隔2~3年进行一次肠镜检查，以及每年进行一次粪便隐血检查，以便及早发现肠癌。

（5）治疗：老年人患有肠化，并不一定需要治疗。如果肠化轻微，且没有肠癌的高危因素，通常不需要特殊治疗。但是如果老年人肠化比较严重，或者有肠癌的高危因素，就需要进一步治疗。

治疗肠化的方法包括药物治疗和手术治疗。如果肠化是由炎症性肠病引起的，可以通过使用免疫抑制剂、类固醇和生物制剂等药物来治疗。如果肠化是由感染引起的，可以使用抗生素治疗。如果肠化比较严重，影响到老年人的正常生活，需要手术治疗。

（6）预防肠癌的措施：老年人肠化与肠癌之间存在一定的关系，因此预防肠癌也是很重要的。以下是一些预防肠癌的措施：①调整饮食。多吃蔬菜、水果、谷类和高纤维食物，减少摄入肉类和高脂肪食物。②增加运动量：进行适量的有氧运动，有助于减少肥胖和预防肠癌。③戒烟限酒。长期吸烟和大量饮酒都会增加患肠癌的风险。④定期进行肠癌筛查。老年人需要定期进行肠道检查和癌症筛查，及早发现肠癌，以便及时治疗。

总之，老年人肠镜病理提示"肠化"并不一定意味着有癌变的可能，但是也不能忽视这个结果。老年人需要定期进行肠道检查和癌症筛查，及早发现肠癌，以便及时治疗。同时，老年人还需要注意调整饮食、增加运动量、戒烟限酒等，预防肠癌的发生。如果老年人肠化比较严重或者有肠癌的高危因素，需要进行更频繁的随访和治疗。

 小贴士

结直肠肿瘤早诊早治筛查年龄可放宽至50岁左右。做肠镜筛查的同时或择期切除发现的息肉，结直肠肿瘤的发病率会大大降低。

（张　莉）

肠

62 大便干燥、便秘怎么办

何谓健康，简单来说就是"吃得下，睡得香，排得畅，说得溜"，对于老年人来说，每天都被这四个"灵魂拷问"搞得焦头烂额，尤其是排便不畅，更是让众多老年人有苦难言，

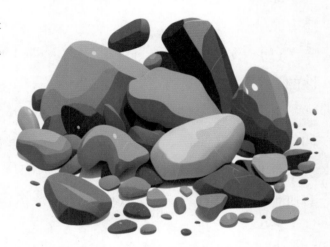

各种通便的药物一把一把吃，开塞露越用越多，但却收效甚微。

便秘是指排便次数减少，同时排便困难、粪便干结。正常人每日排便1~2次或1~2日排便1次，便秘患者每周排便少于3次，并且排便费力，粪质硬结、量少。便秘是老年人常见的症状，约1/3的老年人出现便秘，严重影响老年人的生活质量。流行病学研究显示，我国总体便秘患病率为3%~11%，其中60岁以上老年人患病率为15%~20%，而80岁以上人群患病率可达20%~37.3%。

便秘虽然看着是小事，但是长期便秘就会造成严重后果。

（1）长时间便秘，将增加肠道毒素的吸收，影响大脑功能。

轻者可引起失眠、健忘、注意力不集中等，重者可诱发肝性脑病、加重阿尔茨海默病等。

（2）便秘可增加患结直肠癌的风险，造成巨结肠症、直肠裂、痔疮、肛裂。

（3）用力排便时腹内压急剧上升，可导致血压升高，冠状动脉及脑血管血流改变，易诱发心脑血管意外。

老年人便秘的防治要根据不同情况具体分析，确定合理的治疗方案。

（1）第一步：需要确定便秘的原因（器质性的还是功能性的）。

如果是器质性的便秘，就需要至医院做专门的检查和治疗。如果是功能性便秘，可以先尝试居家依靠生活方式的改变和调理进行缓解。但如果过程中发生便血、消瘦、黑便、腹痛等（或者有肿瘤家族史者），需要敲响警钟，尽快去医院就诊。

（2）第二步：在心理上需要认识到"便秘的治疗是一个持之以恒、循序渐进的长期过程"！可以从以下几个方面来改善便秘的症状。

1）培养规律排便。

• 定时排便：建立良好的排便习惯，养成定时排便的习惯，建议患者在晨起或餐后2小时内尝试排便。

• 排便注意力集中：排便时，不要听音乐或看报纸，注意力要集中，以缩短排便时间（一般以5~10分钟为宜）。

• 排便要从容，有了便意尽量及时排便，不要顾虑环境等因素。不要强忍，久憋不便，久之身体对便意会不再敏感。

2）饮食调理。

● 膳食纤维：膳食纤维不易被分解且具有亲水性，能形成较多的食物残渣，达到增加粪便容积、刺激肠蠕动的作用。应选择适于老年人的含膳食纤维多的食物，如麦片、红薯、南瓜及其他蔬菜、水果及粗粮。建议老年人每日膳食纤维摄入大于25克。

● 晨起空腹饮1杯温开水，可刺激胃结肠反射而有效改善便秘。

● 益生菌：可以饮用含益生菌的酸奶，维持菌群平衡。

● 润肠：在无饮食禁忌的情况下，可适当增加一些芝麻、芝麻油、花生等食物的摄入，可起到润肠的作用。

● 避免食用辛辣食物。

3）坚持运动。

● 避免久坐久卧，加强腹部和盆底肌肉的锻炼，从而有利于排便。具体方法：锻炼腹式呼吸（患者两腿并拢，自然放松，双目微闭，舌抵上腭，左手按胸，右手按腹，均不用力，用鼻深长地吸气，然后将气慢慢从口呼出），勤做收腹运动、提肛运动，睡前进行下蹲训练10次。

● 对于长期卧床活动受限者，可予以腹部按摩，以促进肠蠕动，减少食物在肠道内停留的时间。

具体方法：患者取仰卧位，操作者或患者自己用手的大、小鱼际在脐周沿顺时针方向按摩10~15次，每天早晚各1次，也可便前20分钟或餐后2小时进行。

4）养成正确的排便习惯。

● 给自己提供合适的环境，隐蔽且有安全感。

● 取适宜的排便姿势有利于大便排出，相比蹲厕，坐厕更适合老年人使用。使用坐厕时，若出现排便困难，可以把双脚踩在小板凳上，以增加腹腔压力，有利于大便的排出。

● 住院患者在病情允许的情况下可以下床去厕所排便。在床上使用便盆时，最好采用坐姿或抬高床头。

● 对于手术患者，在手术前应有计划地训练在床上使用便盆排便。

如果单纯通过生活方式的调整，仍不能达到理想的缓解便秘的效果，积极寻找其他可能的病因，同时可以在专业医生的指导下使用药物治疗。

老年便秘应选用微生态制剂。因为这类制剂不仅可以清除体内"垃圾"，调节肠道菌群平衡，使肠道功能恢复正常，保持大便通畅，还能调节机体免疫功能，且不良反应少。常用的有含双歧杆菌、乳酸杆菌和粪链球菌的双歧三联活菌等。同时，可根据老年人的体质和病情选用内服缓泻剂（如麻仁丸、乳果糖），外用开塞露等，切勿盲目吃泻药。另外，老年人如有心肾功能不全、高血压、肠梗阻和肠出血，禁用刺激性泻药酚酞（果导）。

小贴士

便秘的治疗是一场持久战，需要老年人在注意生活方式的调节的基础上辅以药物治疗，只要坚持不懈，便秘症状终将得到缓解。

（屠友谊）

63 肠胀气有什么办法缓解

肠胀气的可能原因包括吞入过多空气，营养素吸收不良导致肠腔内产气增多、梗阻，或气体清除障碍导致气体吸收减少。

肠胀气症状主要包括以下几点。

（1）嗳气：也就是指听到气体从食管或胃进入咽部。该过程可能是自主的，也可能是非自主的。非自主嗳气通常发生于餐后，是由胃扩张后释放吞入的空气所致。

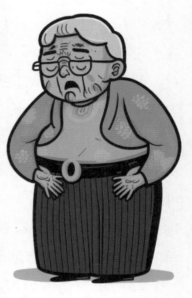

（2）肠胃胀气：经直肠排出的气体量为每天500~1 500毫升。健康人的肛门排气频率为每日10~20次。不过多数自述过度肠胃气胀的患者肛门排气频率处于该范围内。

（3）腹胀和腹部膨隆：腹胀是指感觉腹部饱胀、压力很大或胀气，而腹部膨隆是指可测量出腹围增加。腹围增加的其他原因包括腹腔积液、腹型肥胖、巨大卵巢或肠系膜囊肿以及机械性或功能性肠梗阻。

胃肠胀气如果伴有体重减轻、腹痛、吞咽困难、烧心和反流，则需要采用上消化道内镜和（或）影像学检查（如腹部CT）进一步诊断性评估，以排除其他病因。如果没有上述症状，仅仅是单纯肠胀气，可以有以下办法缓解。

（1）膳食和生活方式调整：建议患者避免摄入加剧肠胃气胀的食物，例如豆类、洋葱、芹菜、胡萝卜、葡萄干、香蕉、杏、西梅、小麦胚芽、椒盐脆饼干、碳酸饮料等。

（2）适量锻炼：建议选择适合自己的有氧运动，如散步、慢跑、游泳或骑自行车等，每周进行3~5次，每次持续30分钟左右。此外，可以尝试一些瑜伽或深呼吸练习，帮助放松身体和消除紧张感，从而减少肠胀气的不适。

（3）补充肠道益生菌：生活在人体肠道内数以万亿计的微生物被统称为肠道微生物群，俗称肠道菌群。它们和人体有着密不可分的互利共生关系，影响着每个人的健康。益生菌即许多人所称的"友好细菌"或"有益细菌"，是寄居于人体内且对人体有益的微生物，通常有助于防止致病菌感染。

（4）减少药物因素：抗胆碱能药、阿片类和钙通道阻滞剂会影响胃肠动力，因此应避免使用。

（5）补充消化酶：如复方消化酶胶囊、多酶片、食母生等。

（6）排除肠梗阻的情况下也可以补充肠动力药物，如伊托必利等。

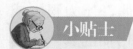

小贴士

可以顺时针轻揉腹部，或局部热敷，帮助缓解胀气。

（张　莉）

64 频繁起夜正常吗

夜尿的正常次数是0~1次，老年人由于各种原因夜尿可能会增多，但是频繁起夜是不正常的，需要先考虑与疾病相关，并不能完全用老化解释。

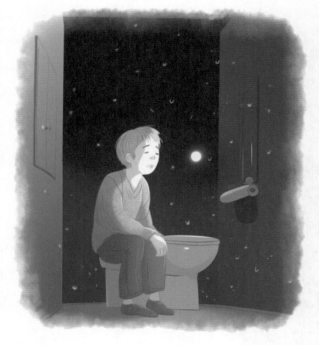

随着年龄的增长，膀胱肌肉会逐渐变薄、松弛、失去弹性，导致膀胱容积减小，容纳尿液的能力减弱。膀胱和尿道的神经调控功能也会随着年龄增长而减弱，造成膀胱肌肉和括约肌的协调性下降，容易出现尿频、尿急等症状。肾脏功能也会逐渐减退，尿液的浓缩能力会减弱。男性前列腺随着年龄的增长也会发生增生，可能导致排尿受阻，需要更频繁地排尿，在夜间，由于身体放松，血液循环减缓，前列腺体积增大对尿道的压迫作用增强，更容易引起夜尿增多。此外，老年人往往需要长期用药，一些药物如利尿剂、抗抑郁药、抗组胺药等，可能会影响膀胱和尿道的神经和肌肉功能。

老年人频繁起夜是常见现象，但不一定是正常的，可能提示某些健康问题。有可能是以下病理性因素所致。

（1）泌尿系统感染：老年人因膀胱逼尿肌收缩力减弱，膀胱排空不完全、前列腺增生压迫尿道影响排尿功能等因素，泌尿系统感染的发生率较高，感染会刺激膀胱，导致夜间尿意增加。

（2）膀胱或尿道结石：随着年龄增长，人体的代谢水平逐渐下降，造成泌尿系统中矿物质代谢的失衡，导致结石形成的风险增加，所以老年人泌尿系统结石的发生率较高，结石刺激膀胱或尿道，导致排尿困难和夜间尿频。

（3）泌尿系统肿瘤：老年人免疫力下降、体内代谢功能减退等因素导致泌尿系统肿瘤的发病率随着年龄的增加而增加，肿瘤可压迫膀胱或尿道，导致夜间尿频。

（4）高血压病：高血压会导致肾小球损伤和肾脏动脉硬化，影响肾小球的滤过功能和肾小管的重吸收功能，造成水、电解质和代谢产物的紊乱，使肾脏浓缩功能下降，夜间尿量增加，导致夜尿增多。

（5）糖尿病：糖尿病是一种常见的代谢性疾病，老年人患糖尿病的风险较高，高血糖会导致肾小球滤过率增高，从而引起肾小球和肾小管的损伤，肾脏对水分的调节能力下降，导致尿量增多、尿频、夜尿增多等症状。

（6）神经系统疾病：如帕金森病、多发性硬化等神经系统疾病会影响膀胱肌肉控制力，导致夜尿增多。

（7）子宫脱垂：子宫脱垂是老年妇女比较常见的问题，通常与生育、年龄、肌肉韧带松弛等因素有关。子宫脱垂会导致盆腔器官的下降和压迫，会使膀胱容量减少，尿道被挤压而使膀胱排空受到限制，也可能会影响膀胱神经和肌肉的功能，导致膀胱过度活动，从而导致尿液存留不足而增加夜尿的频率。

（8）心血管疾病：心力衰竭、冠心病等心血管疾病可能导致体内液体循环失衡，引起夜尿增多。

（9）精神因素：精神因素可能会导致夜间多尿，焦虑、紧张、抑郁等。情绪状态可能会导致人体肾上腺素、去甲肾上腺素等激素的水平升高，这些激素会刺激肾脏产生尿液，从而导致夜间多尿。

综上所述，如果老年人频繁起夜并伴有其他症状，如尿急、尿痛、尿频、尿失禁等，可能提示存在某种疾病或症状。老年人如果出现这些情况，应该及时就医，进行必要的检查和治疗。

小贴士

老年人应该注意在睡前适当减少饮水，避免饮用含有咖啡因或酒精等的刺激性饮料，这些都可能会增加夜间起床的频率。

（张　莉）

65　肌少症的危害有哪些

　　人的衰老不可避免，有些衰老是肉眼可见的，例如皮肤出现皱纹、长了白头发等，但是更多脏器的衰老是要积累到一定程度，量变导致质变之后，我们才能发觉，这时候往往为时已晚

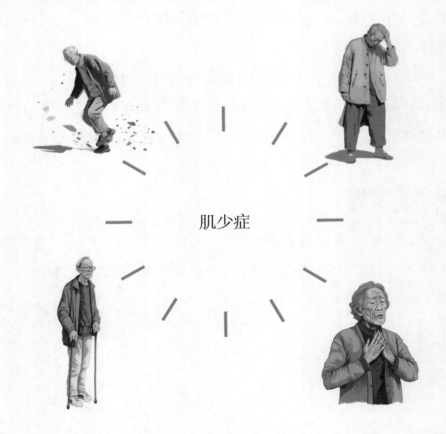

肌少症

了。既往大家比较关注的是心脏、血管、脑的衰老，这些年，越来越多的人开始关注肌肉的衰老。肌肉衰老是人体衰老的重要标志之一。

老年人肌肉减少也是病，医学上称为肌少症或者骨骼肌衰减症，英文是sarcopenia，这个词源于希腊语，sarx是肌肉的意思，penia是流失的意思，合在一起后中文翻译为肌少症。2016年，国际上正式把肌少症定义为疾病。其实肌肉衰老发生得比较早，35岁左右我们的肌肉就开始流失了，并且以每年1%~2%的速度下降，50岁以后进入加速阶段，75岁后，下降速度会达到顶峰。

随着医学知识的普及，如今广大老年朋友对糖尿病都很熟悉了，根据最新的数据，糖尿病在我国的患病率已达12.8%，70岁以上老年糖尿病的患病率是31.8%。但是您知道吗，肌少症在60~70岁的老年人患病率为5%~13%，80岁以上高龄老人患病率甚至高达50%，比糖尿病还要高！所以肌少症离我们并不遥远，只是您可能还不知道。威胁80岁以上高龄老人健康的不一定是糖尿病、高血压之类您熟悉的疾病，肌少症的危害可能更大。

肌少症的危害主要包括以下几点。

（1）活动能力下降：骨骼肌由肌肉纤维组成，负责肌肉的收缩和松弛，对于身体功能的维持是必不可少的。骨骼肌衰老表现为肌肉纤维类型发生改变、肌纤维萎缩，而且，脂肪和纤维组织取代了肌肉纤维。这说明，不仅肌肉的数量减少了，而且肌肉的质量也变差了。肌肉数量减少、质量变差就会影响肌肉的力度、速度和强度，导致身体机能下降，包括走路、爬楼梯、搬运物品等。俗话说，人老先老腿，腿部肌肉数量和力量均比上肢肌肉减少得更快。肌少症早期先表现为运动能力下降，老年人可能觉得自己跑跑跳跳做不动了，这时候往往不以为然，等肌少症严重的时候，就会影响日常活动能力了。当肌肉减少30%的时候，就可能致残，不能独立坐起，这对生活质量的影响是巨大的。

（2）跌倒风险增加：据统计，跌倒是我国65岁以上老年人因伤致死的首位原因，有一半以上的老年人因跌倒而受伤住院，而且老年人年龄越大，跌倒受伤的风险越高。髋部骨折又称为人生的最后一次骨折，因为髋部骨折之后，会导致老年人直接卧床，甚至走向了"不归路"。肌少症是导致跌倒的重要原因，尤其是当肌肉减少20%时，跌倒风险显著增加。老年人大腿肌肉（股四头肌）力量的减弱跟跌倒密切相关。肌少症导致身体活动能力下降，为了弥补这种情况，就会造成大多数老年人出现缓慢踱步慢行，步子迈得很小，而且行走不连续，脚抬不起来，会增加跌倒风险。肌少症还会直接影响老年人步态的敏捷性，这也会导致跌倒风险增加。

（3）慢病发生风险增加：肌少症与心血管系统疾病、呼吸系统疾病、内分泌疾病、认知功能障碍、肾脏疾病、恶性肿瘤等密切相关。国外有研究表明，肌少症患者半数人合并有多种慢性疾病。除了运动功能外，骨骼肌也是一个强大的代谢器官，可以储存、利用和提供大量的能量。骨骼肌是胰岛素发挥降糖作用的主要部位，还是糖原合成和脂肪酸代谢的场所，此外，肌肉还可以分泌肌源性细胞因子，后者通过内分泌作用于全身，与各个组织器官之间"对话"。因此，肌少症患者骨骼肌代谢紊乱，会导致肥胖、胰岛素抵抗和代谢综合征的发生，而胰岛素抵抗也是其他慢病发生的重要病理生理机制，导致其他慢病发生风险增加。肌少症的老年人死亡风险增加3倍以上，≥80岁老年人死亡风险增加更多。

（4）免疫力下降：骨骼肌可储存免疫系统所需要的蛋白质及分泌免疫相关因子，肌肉收缩后还可以分泌上百种细胞激素、生长因子等，这些统称为肌肉激素。其中白介素-6、白介素-7、白介素-15已被证明可以调节机体免疫系统。国外的一些研究发现，只要肌肉量下降10%左右，人体的免疫能力下降，染病风险开始增加；当肌肉量下降30%左右时，患重症的概率就会大幅提升；当肌肉量下降超过40%时，感染肺炎、造成死亡的风险将大幅提升。另外肌少症患者肿瘤的发生风险增加，这可能与免疫力下降有关。

（5）弹性下降：弹性是指老年人抵抗压力或者挑战的能力，或者说从压力和挑战中恢复的能力。这犹如一根老化的橡皮筋，拉长后再也不能恢复到原来的状态。骨骼肌是人体蛋白质的主要存在形式，也是人体遭受外界打击时的储备能力。对人体弹性的挑战，如感染、手术、跌倒等，随年龄的增加而增多。肌肉减少的老年人康复延迟，手术并发症和感染率更高。

增龄、女性、家族史、营养素摄入不足、少动/制动/卧床、多重用药、慢性疾病和老年综合征等是肌少症的危险因素。肌少症的具体病理生理机制尚未明确，可能有多种原因，如神经肌肉连接功能障碍、肌肉蛋白质转换的变化、激素水平和敏感性的变化、慢性炎症、氧化应激、不良的生活习惯和生活方式等。到目前为止，还没有被批准用于治疗肌少症的药物。比较肯定的有效果的方式是营养和运动。营养是存肌的基础，尤其是蛋白质的摄入要充足；运动是存肌的保障，尤其是抗阻力运动可以增加肌肉数量、改善质量。

骨骼肌的衰老不同于其他器官，如果不关注，可能并不容易被发现。因此，肌少症也被称为"沉默的杀手"。了解了骨骼肌对人体的益处及骨骼肌衰老后的危害，相信广大老年朋友也会像关注自己的血糖、血压、血脂一样，关注自己的骨骼肌健康。

 小贴士

了解肌少症，对于年轻人也意义重大，年轻人应多锻炼，增加肌肉的储备，使得肌肉量的峰值尽可能提高，这样，即使随着岁月的流逝，肌肉有所减少，也会相对保持一个高值。

（章晓燕）

66 如何自我筛查肌少症

肌少症患病率高、危害大，那么如何发现肌少症呢？

我们看一下哪些人群是肌少症发病的高危人群：①中老年人。②长期蛋白质摄入不足者。③慢性疾病患者（如哮喘、慢性支气管炎、心脑血管疾病）。④肥胖人群。⑤免疫风湿疾病患者。⑥骨质疏松人群。⑦缺乏运动人群。⑧吸烟、饮酒过量（导致蛋

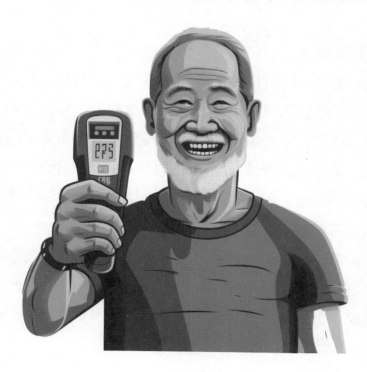

白质合成不足）的人群。⑨某些原因引起体重丢失的人（如不科学减肥）。

针对以上人群又该如何早期自我筛查肌少症呢？下面就具体给大家讲解以下几种筛查方法。

（1）小腿围：测量小腿围是一种评估四肢骨骼肌量的简便方法，即使用非弹性皮尺测量双侧小腿的最大周径。

- 测量工具：非弹性皮尺。
- 测量姿势：双腿站立在平整的位置上，张开，与肩同宽。
- 测量部位：小腿最粗的地方（水平方向一周）。
- 测量单位：测量单位为厘米，精确小数点后一位，误差不超过0.5厘米。
- 评价方法：男性小腿围<34厘米、女性小腿围<33厘米时筛查为阳性。

（2）指环试验。

- 试验姿势：取坐位，屈膝屈髋90°，双足自然置于地面。
- 试验工具：老年人用自己双手示指和拇指做一个环。
- 测试部位：轻轻地环绕自己非优势小腿的最粗部分。
- 测试结果：检查非优势小腿周长与指环周长相比属于哪一类（"较大""恰好"或"较小"），筛查结果为"恰好"和"较小"均怀疑其患有肌少症。

（3）SARC-F量表：SARC-F量表包括5个部分，即力量、辅助行走、起立、爬楼梯和跌倒，每个项目分别为0~2分，总分10分，最后总得分≥4分为筛查阳性，具体评价标准如下。

- S——力量（strength）：

举起或搬运10磅物体（约4.5千克）是否存在困难。

0分：没有困难；

1分：稍有困难；

2分：困难较大或不能完成。

- A——辅助行走（assistance walking）：

步行穿过房间是否存在困难，是否需要帮助。

0分：没有困难；

1分：稍有困难；

2分：困难较大，需要使用辅助器具，需要他人帮助。

- R——起立（rise from a chair）：

从椅子或床起立是否存在困难，是否需要帮助。

0分：没有困难；

1分：稍有困难；

2分：困难较大，需要使用辅助器具，需要他人帮助。

- C——爬楼梯（climb stairs）：

爬10层台阶是否存在困难。

0分：没有困难；

1分：稍有困难；

2分：困难较大或不能完成。

- F——跌倒（falls）：

过去1年内的跌倒情况。

0分：过去1年内没有跌倒史；

1分：过去1年内跌倒1~3次；

2分：过去1年内跌倒4次及以上。

（4）躯体功能测定：5次起坐试验。

- 测量工具：测定时使用一张高度约为46厘米且无扶手的椅子。

- 测试过程：受试者双手交叉放在肩膀上，不使用手臂的前提下，用最快的速度连续完成5次起立——坐下动作所需时间。

- 测试结果：大于等于12秒为阳性。

（5）6米步行速度。

- 测试方法：测试时以日常步速通过6米直线距离。

- 测试要求：受试者在行走时可借助手杖、助行架等助行器具。

- 记录结果：至少进行2次试验，取平均结果。

- 评价标准：步速<1.0米/秒为异常。

如果通过以上几种简单的自我筛查方式，得到的结果都是正常的，那么说明您暂时没有肌少症的风险，但是如果您有任意一项检查结果存在异常，那么就需要尽快去医院进行进一步的检查，争取可以早期明确诊断，同时给予及时的营养和运动的干预。

小贴士

四肢骨骼肌量（ASM）是肌肉数量评价的重要指标。双能X线吸收法（DXA）是目前被广泛使用测量ASM的金标准，但是需要到医院去接受仪器测试。

（屠友谊）

67 骨刺怎么治疗

多数时候，骨刺并没有特别的症状，此时不必治疗。一旦出现了不适症状，如疼痛、麻木等，说明增生的骨质已超出了其加固骨头的正性作用，对身体产生了危害，这时候就可以考虑治疗了。先去医院拍片检查明确严重程度，优先选择保守治疗，保守治疗包括口服及外用药物、运动疗法、使用辅助用具和理疗。而骨刺一旦压迫到神经、血管，或使关节活动受限，则常需要手术治疗。

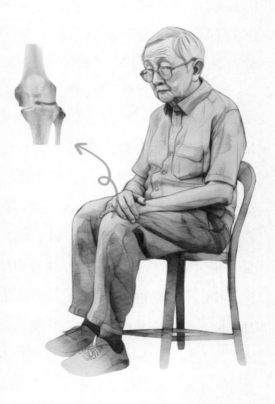

骨刺又称骨赘，由于衰老磨损，当骨骼、周围的肌肉、韧带无法再提供足够的支撑时，骨骼就会代偿性增生，自行加固，逐渐长出一个新的支撑点来保持稳定，它能起到辅助固定、支撑的

作用。例如，腰椎间盘突出患者的腰椎长了骨刺后，反而增加了腰椎的稳定性，患者腰痛的症状会好转。骨刺常出现在骨质流失较为严重的老年人、更年期妇女身上。最常发生的部位是承重关节附近的骨骼。如脚部跟骨、腰椎、膝关节等。跟骨骨刺在年轻、中老年人群中发生率在11%~21%。

长了骨刺，不应过度刺激它，否则它会越长越大，出现严重的症状。没有症状的骨刺其实无须治疗，产生症状的骨刺主要有保守和手术这两种治疗方法。保守治疗包括口服及外用药物、运动疗法、使用辅助用具和理疗。

（1）口服及外用药物：常见的药物治疗包括口服非甾体抗炎药、外用涂剂、局部药物注射、中药外敷。药物治疗方式主要是消炎镇痛类的药物，缓解症状，但不能消除骨刺。

（2）运动疗法：①牵伸训练。牵拉部位包括跟腱、小腿三头肌、足底筋膜等，有助于缓解疼痛。②手法治疗。揉推足跟痛点；按揉跟腱内外侧凹陷处；通过这些按揉可以促进局部血液循环，松解粘连。若皮肤出现发红、发热，则停止手法治疗。③抗阻训练。渐进性地增加足踝部的肌力训练。常见练习有进阶踝泵练习、足底抓毛巾练习、提踵练习等。

（3）使用辅助工具：①利用足矫形鞋垫，对足跟痛点处进行保护，减轻疼痛，解决行走困难的问题。②可穿专门制作的足跟痛治疗鞋，另外，在生活中尽量穿鞋底比较软的鞋子。③女性在确定患有跟骨骨刺后，一定要尽量避免穿高跟鞋。

（4）理疗：慢性跟骨骨刺的疼痛可用体外冲击波治疗，用中、低能量的体外冲击波能使骨刺周围的组织发生局部微损伤，促进组织再修复，缓解疼痛，减轻炎症。针灸、按摩、拔火罐这些方式能够起到放松肌肉、改善局部血供的作用，从而会让人产生舒适感，但是对骨刺本身并没有治疗作用，也不会让骨刺消失。

对骨刺久治不愈的患者可以考虑手术治疗，手术治疗有切开手术和微创手术两种。当骨刺产生严重症状时，如肢体出现严重疼痛麻木、影响相应关节功能时，应该考虑采取手术治疗。手术主要的方法是切除骨赘，解除骨赘对神经或软组织的刺激，从而达到缓解疼痛、改善功能的目的。切开手术用于切除跟骨骨刺和松解足趾筋膜。微创手术可在内镜下同时完成骨刺切除、足趾筋膜松解。手术后的物理治疗主要有冷敷消肿，减少疼痛。进一步的康复则使用超短波、超声波治疗，以改善血液循环，松解组织粘连。

小贴士

一般来说，长骨刺就提示脊椎进入老化阶段。然而，骨刺并非老年人的专利，年轻人也可以有，主要与职业有关，比如从事需要长期保持某个姿势的职业。

（张　莉）

68 高龄老人腰椎骨折最好保守治疗吗

高龄老人腰椎骨折的治疗可以选择手术治疗、注射骨水泥锥体成形术，或者卧床保守治疗，但无论哪种治疗方式，均是以减轻患者疼痛、恢复患者脊柱力学稳定性及神经稳定性、提高患者生活质量为目标的。要根据具体的部位、骨折的类型、全身情况等做出选择，绝对不是只能选择保守治疗。

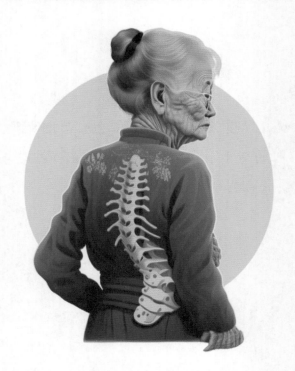

通常来讲，病情较为稳定的腰椎骨折患者不需要手术治疗，可以采用抗骨质疏松、卧床休息和支具保护等保守治疗。根据骨折损伤程度，一般卧床休息2~3个月。对于疼痛明显者可给予镇痛药，降钙素可以有效地减轻急性椎体骨折的疼痛。

骨科有一套评分系统，这一系统是依据脊柱损伤机制、后部韧带复合体的完整性与神经功能三个方面来进行评估的，评分高的不稳定性的腰椎骨折需要手术治疗。后路椎弓根螺钉固定是目前治疗腰椎骨折最常用的方法。不过，80岁以上的老年人多数存在多种疾病，手术风险较大，所以，目前更倾向于保守或者锥体成形术治疗。

（1）椎体成形术（PVP）：该方法的优势是通过椎弓根入路向病变节段椎体注射骨水泥，增强椎体强度，骨水泥即聚丙烯酸甲酯。椎体成形术允许患者早期下床活动，从而减少因制动导致的相关并发症发生率，该治疗方法疼痛缓解率及成功率均较高，具有操作简单、创伤小、疼痛缓解迅速、下地活动早、费用少等优点。但是，PVP对于恢复椎体高度及纠正椎体后凸畸形方面收效甚微。经皮椎体后凸成形术（PKP）是在PVP的基础上发展而来的，可通过球囊扩张更好地恢复伤椎的高度、矫正后凸；同时，因为球囊扩张形成一个腔隙，减少了骨水泥的渗漏率。

（2）骨水泥填充椎体时有向前或向后溢出的危险，向后溢出即进入椎管内。并非所有的骨水泥溢出均会出现症状，骨水泥溢出引发症状的概率和其溢出部位有关，若骨水泥溢出进入椎管或椎间孔，则可能造成严重的神经功能障碍。

骨水泥渗漏进入血管内也有一定的发生概率，通常在静脉系统内，如盆腔静脉丛、奇静脉等，非常罕见的情况下，骨水泥可沿静脉系统进入肺内，导致肺栓塞，引起严重后果。椎体成形术的禁忌证包括严重心肺功能障碍、感染或凝血功能障碍、严重的椎体压缩，或者椎体骨折块严重突入椎管内。

 小贴士

　　任何发生过骨折的老年人都需要警惕骨质疏松的问题，外伤可以导致骨折，但是骨质疏松的老年人也会发生病理性骨折。医院有专门的仪器可以评估骨密度，明确有无骨质疏松。

（张　莉）

69 下肢水肿是什么原因

　　生活中经常见到老年人双下肢水肿，那么引起老年人双下肢水肿的常见原因都有哪些呢？

　　（1）心源性浮肿：这是因心脏功能减退所致，尤其是右心功能不全者多见。这时检查心脏可发现有器质性杂音和心脏扩大等

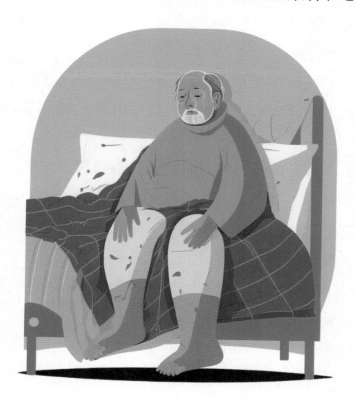

病理性改变。

（2）体位性浮肿：老年人长时间站立、行走、下蹲或呈坐位，可因下肢血液回流受阻、淤积造成浮肿，改变体位后一段时间，浮肿可自行减轻、消失。所以，老年人平时应避免长时间站立，适当增加局部运动。

（3）药物性浮肿：使用肾上腺皮质激素、睾丸酮、雄性激素、胰岛素、硫脲、甘草等药物，可导致脸、手、足出现浮肿，停药后浮肿会逐渐消退。因此，老年人要密切注意药物副作用。如服用某种药物后，脚部有肿胀现象，应立刻去医院咨询医生。

（4）营养性浮肿：由于老年人进食较少、消化功能减退或慢性消耗疾病等，导致身体营养缺乏，这时患者常伴有贫血，同时因免疫功能减退而易发生感染性疾病，也可因维生素B_1缺乏而出现手套袜子形发麻。

（5）下腔静脉性浮肿：由于下腔静脉内血栓形成、盆腔内发生肿瘤压迫下腔静脉所致。但此类疾病引起的脚肿，常表现为一只脚先肿。

老年人下肢肿应及时到医院就诊，查明病因，进行针对性治疗。加强饮食和生活调理，适量补充蛋白质，加强运动锻炼，穿着松紧适宜的鞋袜，防止皮肤损伤。睡觉时下肢适当抬高，坐椅不可太高，减少下肢下垂的时间。衣裤不能太紧，注意保护好腰及下肢的血液循环。适当地活动，促进血液循环。吃盐不可太多，当盐分摄取过多，会导致水分囤积体内。注意保护肾脏，使用药物之前需要考虑肾功能，以减轻肾脏负担。

小贴士

　　有些老年人平时不关注下肢情况，很多时候是因为走不动路了才发现腿已经肿得很厉害了。老年人应该在平时泡脚、洗澡过程中多关注下肢是否有浮肿，用手指按一按，是否会有凹陷，及时发现问题。

（李　丁）

体重

70 越来越瘦是怎么回事

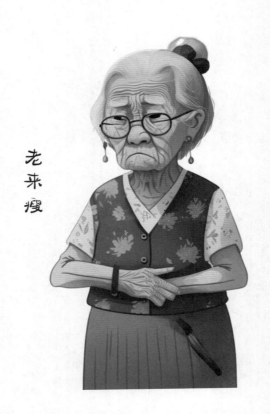

老来瘦

　　"有钱难买老来瘦"长久以来被许多中老年人奉为养生的金标准。其实这句话是不正确的，"老来瘦对健康有益"仅仅是对过度肥胖者和心脑血管疾病患者而言的。老年人太瘦对健康大大有害。过于消瘦的人，免疫与防御疾病的功能相对较差，容易患病。而患病使机体脏器的机能下降，导致过早衰老。

老年人越来越瘦的常见原因有以下几点。

（1）恶性肿瘤：任何恶性肿瘤都可能出现不明原因的消瘦，特别是患肝胆、消化等系统的恶性肿瘤，消瘦症状往往十分明显。①慢性乙肝的患者，要小心肝癌。②有慢性萎缩性胃炎或胃溃疡等病史者，要当心胃癌。③消瘦伴有吞咽困难者，应警惕患食管癌。④消瘦伴有便血、大便习惯改变者，要想到大肠癌。⑤过度消瘦是胰腺癌的症状。⑥若身体消瘦，并可在体表触到肿大的淋巴结时，则应提防支气管癌与淋巴瘤的可能。

（2）糖尿病：老年人是2型糖尿病的高发群体，多以消瘦、精神倦怠、乏力为主要表现，而多数老年人三多症状（多饮、多食、多尿）的表现并不典型。

（3）结核病：中国结核病患者众多，老年人的消瘦由慢性感染所引起的为数不少，如逐渐消瘦而又伴有低热、盗汗等症状者，需要警惕结核病。

（4）慢性乙肝：患有慢性乙肝，在病毒增殖活跃时，常有消瘦、食欲下降、肝区隐痛与倦怠乏力等症状。

（5）消化系统疾病：如患有胃和十二指肠溃疡、慢性胃炎、慢性结肠炎及胃肠消化功能紊乱，可因消化吸收功能不良，引发营养缺乏而消瘦。

（6）甲亢：老年甲亢患者常常被忽略，因为他们可能没有甲状腺肿大表现，许多人也没有突眼症状，并缺乏食欲亢进、怕热多汗、烦躁不安等典型甲亢表现，而只是表现为逐渐消瘦，或伴有精神抑郁、淡漠、易激动、低热等。

（7）慢性肾上腺皮质功能减退：消瘦乏力常是老年人患此病的早期主要表现，以后才出现皮肤黏膜色素沉着、低血压等典型体征和症状。

（8）药源性消瘦：主要因为长期服用能增强机体代谢功能的药物所引起，如甲状腺激素等。此外，长期服用轻泻剂影响肠胃吸收功能时，也可导致消瘦。

 小贴士

　　"有钱难买老来瘦"是不准确的说法，当老年人出现消瘦时需要积极寻找病因，改善营养，加强锻炼。

（李　丁）

71 老年人是胖好还是瘦好

老年人微胖最好。

随着健康知识的普及，大家都知道，胖不好，可能导致糖尿病、高脂血症、高血压等代谢性疾病，进一步引起心脑血管疾病的发生，肥胖已被世界卫生组织认定为疾病，所以我们老年朋友也都知道不能胖。但是这些年，随着肌少症知识的普及，医学专家们又提出了"有钱难买老来瘦"是不对的，老年人瘦常常是肌肉的减少，可能导致肌少症，继而引起跌倒、失能、死亡等。于是，很多老年朋友困惑了，老年人到底是胖好还是瘦好？

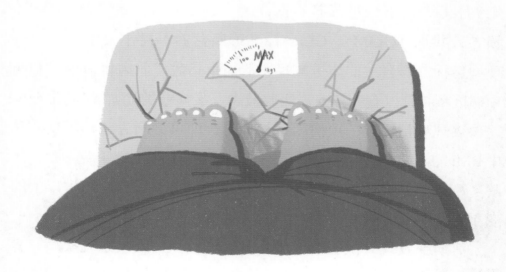

我们先讲一个概念——体重指数（BMI）。判断胖瘦不能看绝对的体重，看BMI更靠谱。BMI用体重公斤数除以身高米数的平方，是目前国际上常用的衡量人体胖瘦程度以及是否健康的一个标准。例如，张老伯今年72岁，身高170厘米，先换算成1.7米，体重140斤，换算成70千克，计算BMI就是$70/1.7^2 \approx 24.2$千克/米^2。BMI亚洲标准的正常范围是18.5~23.9千克/米^2，当人体BMI小于18.5千克/米^{2}属于偏瘦，大于24千克/米^{2}属于超重，超过28千克/米^{2}则属于肥胖。按照这个标准，张老伯属于超重人群了。但是对于一个70岁以上的老年人，张老伯这种微胖是最好的。根据对10万亚洲人群随访9.2年的大规模调查研究显示，微胖的老年人（即体重指数在22.6~27.5千克/米^2），老年人死亡风险最低。老年人由于骨质疏松，身高往往会变矮，所以根据上述公式得出来的BMI会相应变大。

美国肠外肠内营养学会、欧洲肠外肠内营养学会、亚洲肠外肠内营养学会及拉丁美洲肠外肠内营养学会组成工作组，于2018年9月正式发布针对营养不良评定（诊断）标准的全球（营养）领导人共识（GLIM）。GLIM标准诊断营养不良主要基于三项表现型指标（非自主的体重减轻、低体重指数、肌肉量减少）和两项病因型指标（食物摄入或吸收减少、疾病或炎症），当满足至少一项表现型指标和一项病因型指标时，即可诊断为营养不良。其中BMI的切点值划分是：年龄≥70岁者，BMI<22千克/米^2；年龄<70岁者，BMI<18.5千克/米^2。由此也可以看出，70岁以上的老年人，BMI低于22千克/米^2，反而有可能就是营养不良了！

有研究发现，微胖的老年人骨密度较高，呼吸系统疾病、骨质疏松发生率也较低，对环境的适应能力较强。2021年，英国研究人员在《自然通讯》期刊上发表了一项研究发现，脂肪可以帮助身体对抗感染侵袭。在面临感染时，脂肪为造血干细胞提供了高能量，有效地让干细胞产生大量免疫细胞，以抑制感染。平时我们也有这样的经验，消瘦的老年人更容易发生感染，而体重稍高的老年人相对较好。

当然，这里的胖，主要指的是体重，BMI这个指标取决于身高和体重。但是体重大到底是脂肪多还是肌肉多？脂肪多的话是皮下脂肪多还是腹内脂肪多？一般我们认为，皮下脂肪是好脂肪，腹内脂肪是坏脂肪。其实，这些可以通过检查去区分，如采用体成分测定仪、双能X线测定仪、CT、MRI等都可以看到脂肪沉积的部位。总之，我们提倡老年人体重宜稍高点，囤一点脂肪，这样在疾病面前才能多抗一抗。

小贴士

　　与年轻人不同，对于老年肥胖人群，更需要关注的是生活质量和身体机能，除非病情需要，减肥须在严格的医疗监督下进行。

（章晓燕）

72　糖吃多了就会得糖尿病吗

很多糖尿病患者经常很纳闷，自己明明不喜欢吃糖，怎么就得了糖尿病呢？百姓心目中的糖通常是指糖果、含糖饮料或者蛋糕等甜食，这是狭义上的糖。广义上的糖是指碳水化合物，包

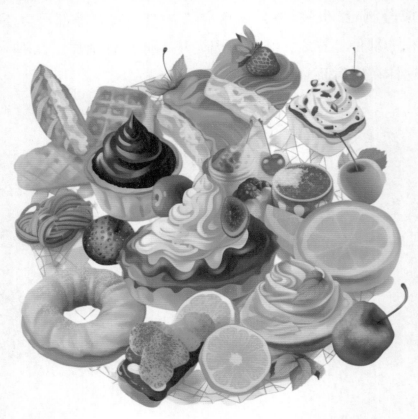

括米饭、包子、面条、杂粮等主食。无论是狭义的还是广义的概念，糖摄入增多和得糖尿病都没有必然的联系，而总的能量摄入过多则是糖尿病发生的重要风险因素。

糖尿病这个名称的来源是因为最初人们发现，这种患者的尿是甜的，因为尿中的葡萄糖水平升高，现在我们知道这是因为胰岛素缺乏。正常情况下，胰岛功能正常，人体摄入的糖会被利用，不会导致血糖升高。即使摄入了过多的糖，也会转化成脂肪暂时储存起来。胰岛素缺乏后，血液中的葡萄糖水平升高了，导致尿液中的葡萄糖水平升高。或者，胰岛素水平正常，但是存在胰岛素抵抗，分泌的胰岛素不能被细胞利用，也会使得血糖升高。

糖尿病的发病受到遗传和环境因素的共同影响。如果一个人存在糖尿病的易感基因，又不注意生活方式，吃得过多、过油，发生肥胖，肥胖会导致胰岛素抵抗，即使胰岛素能正常分泌，也不能与细胞上的受体结合，不能被利用，使得患上糖尿病的风险大大增加。

老年糖尿病人群分为两类：一类是进入老年阶段才发病的；另一类是成年阶段起病就诊断为糖尿病的，后来进入了老年阶段。这两类患者在病理生理机制上有很大的不同。对于糖尿病患者来讲，应该控制总能量的摄入，"总量控制，种类放开"，没有一种食物是绝对禁忌的。在血糖控制好的情况下，什么都可以吃，但是一定是在总能量的摄入不增加的情况下。

小贴士

对于成年糖尿病患者我们提倡"管住嘴，迈开腿"，也就是要做好饮食控制、适当锻炼。对于老年糖尿病患者，我们提倡"管好嘴，迈开腿"，不要太过严格进行饮食控制，饮食中蛋白质的摄入一定要充足，减少碳水化合物和脂肪的占比。

（朱云霞）

73 胰岛素是否有依赖性

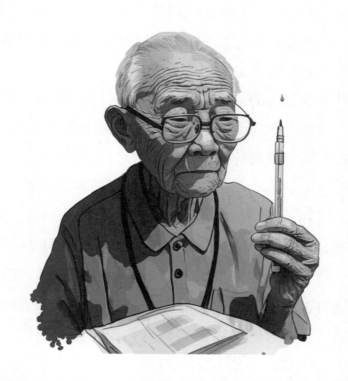

　　很多老年糖尿病患者在听到胰岛素或者医生建议使用胰岛素的时候，都会有这样的疑问："医生，我有这么严重吗？都需要打胰岛素了？""医生，听说胰岛素有依赖性，我能不打吗？""医生，打完胰岛素，以后还能不能停药？"在临床上，也有一些患者明确表示宁可血糖控制不佳也不愿意打胰岛素。至于拒绝胰岛素导致的严重后果，更是举不胜举。面对这些患者提出的胰岛素是否具有"依赖性"甚至"成瘾性"的问题，今天就让我们一起来走近胰岛素，了解它对糖尿病治疗的影响。

胰岛素是世界上第一种治疗糖尿病的药物。在胰岛素未面世之前，10岁时确诊为1型糖尿病的儿童只能存活1年半；而胰岛素出现后，这类患者的平均寿命比原来长了30年；当然，随着现代医学的飞速发展，1型糖尿病患者的平均寿命可达到70岁左右。可见，胰岛素是治疗糖尿病的里程碑式的药物。那么，胰岛素是否会使患者上瘾产生依赖呢？

答案当然是否定的。让我们看看到底什么是胰岛素。胰岛素是我们人体内唯一的降血糖激素，由胰腺β细胞分泌。它能把葡萄糖从血液中输送到身体每个细胞，为身体提供能量。它就像是打开葡萄糖进入细胞大门的钥匙，如果胰岛素缺乏或胰岛素作用减弱，就像没有了大门钥匙或钥匙出了问题。如果葡萄糖不能顺利进入细胞，就会滞留在血液里，导致血糖升高即糖尿病。因此，从科学和专业角度来说，人类是依赖胰岛素的。糖尿病患者如果出现胰岛素水平降低或功能障碍，一个重要的治疗办法就是额外补充胰岛素。人们误以为胰岛素的使用会产生依赖性，很可能是早期糖尿病的命名引起的。以前人们把1型糖尿病称为胰岛素依赖型糖尿病，因为1型糖尿病患者体内不能分泌胰岛素，必须终身接受胰岛素治疗才能维持生命。患者依赖胰岛素是疾病决定的，这与"注射胰岛素成瘾"的因果关系背道而驰。在医学上，"药物成瘾"指的是药物和人之间的相互作用，使人产生对药物的快感，从而产生依赖心理。胰岛素仅仅只是人体分泌的一种生理激素，维持血糖水平，是正常人都有的一种物质，即使每天注射，也不会上瘾。

其实，很多患者都"讳疾忌医"，认为注射胰岛素意味着病情加重，一厢情愿地认为胰岛素会上瘾，从而给自己拒绝使用胰岛素找了一个客观的理由。实际上，患者所担心的"依赖"并非医学术语所称的"依赖"，而是担心胰岛素注射会使其产生"瘾"，从此再也不能脱离胰岛素。这种错误观念在民间广为流传，很多患者因此而耽误病情，甚至造成严重后果。实际上，糖尿病发展到一定程度后，患者自身分泌的胰岛素不足以控制血糖，从而导致高血糖毒性，需要通过注射胰岛素来帮助身体平衡血糖，消除糖毒性，改善病情，预防并发症的发生。就像是饥饿的时候需要吃东西，渴的时候需要喝水一样。胰岛素的正确使用有助于控制血糖、恢复胰岛细胞功能，对改善病情和预后有很大的帮助，即使以后需要长期使用胰岛素，那也是病情本身所需，并不会对胰岛素产生"依赖"或"成瘾"。也有患者说，胰岛素注射后，人体胰岛功能会越来越差，所以不能停药。其实，这主要是因为胰岛素使用得太晚了，出现了严重的合并症和并发症，此时，即使注射胰岛素，也无法遏制病情的进展和恶化。

那么医生究竟会给哪些患者注射胰岛素呢？

现有的糖尿病治疗指南指出：1型糖尿病患者一旦发病即需要胰岛素治疗，并终身接受胰岛素替代治疗；2型糖尿病患者联合应用多种口服降糖药治疗仍未达标时，可启动胰岛素治疗；2型糖尿病新发糖尿病患者血糖升高或鉴别1型糖尿病有困难时，胰岛素应作为一线治疗药物；在糖尿病病程中，出现无明显诱因的体重下降时，应尽早使用胰岛素治疗。简单来说，1型糖尿病只能通过注射胰岛素来降低血糖。对于2型糖尿病患者，存在以下7种情况，开始治疗时需要注射胰岛素降糖，后期血糖稳定后可根据情况调整降糖方案：①严重的糖尿病急症。②慢性并发症。③妊娠和分娩。④分型困难的新发病患者。⑤新近确诊并伴有明显高血糖的2型糖尿病。⑥糖尿病患者体重明显下降，胰岛功能明显下降，无明显诱因。⑦还有一些特殊类型的糖尿病。此外，通过比较中国和西方人群的胰岛功能，我们发现，中国2型糖尿病患者更容易出现胰岛细胞功能衰竭，从而导致胰岛素分泌不足，因此早期应用胰岛素可有效降低血糖，解除高糖毒性，恢复胰岛细胞功能，使部分糖尿病患者在一定时间内无须或少用降糖药物即可控制血糖。

 小贴士

胰岛素属于一种重要的降糖药物，需要在医生的指导下正确使用，没有成瘾性和依赖性。

（朱云霞）

74 老年糖尿病患者血糖宁高勿低吗

　　我国已进入老龄化社会，根据第七次中国人口普查数据，到2020年，我国老年人口占总人口的18.7%（2.604亿），其中糖尿病患者约占30%（7 813万，2型糖尿病患者占95%以上）。老年糖尿病人群增长迅速，已成为糖尿病的主流人群。不同于中青年，老年人由于身体机能的退化，糖尿病的特点也不同，因此在

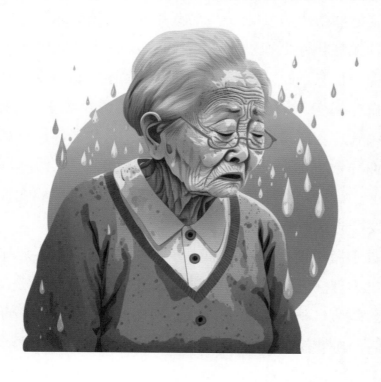

糖尿病管理、制订血糖目标、选择药物等方面都与一般成年人糖尿病患者不同。在血糖控制方面，老年患者经常听到医生们说"宁高勿低"，这与普通大众所认为的糖尿病应该严格控制血糖的观点相悖。因为在大众人群的观念中，人体长期处于高血糖状态，会导致眼、肾、心、血管、神经等多种组织的慢性损害和功能障碍。下面我们详细谈谈老年糖尿病患者遵循"宁高勿低"原则的前因后果。

"宁高勿低"的主要含义是要警惕低血糖。低血糖的危害在业界达成共识的一句话是"一次致死性低血糖可以抵过10年的糖尿病治疗"，足见低血糖对机体伤害的严重性。与成年人相比，老年糖尿病患者因血糖波动大、胰岛功能下降、依从性和自我监测差、降糖药物的蓄积作用、药物降糖作用增强以及患者进食量少但未调整降糖药剂量等原因导致出现低血糖的风险更大，且容易发生"无症状性低血糖"，患者可在没有明显低血糖先兆的情况陷入昏迷状态。此外，老年糖尿病患者还容易发生动脉粥样硬化、心血管病变，一旦发生低血糖，极易诱发卒中、心肌梗死。老年糖尿病患者还易患肌少症和衰弱症，这些老年综合征导致患者糖代谢异常更加严重、营养状态更差，也更易合并骨质疏松、跌倒。上述情况均会大大增加患者的死亡风险。因此在控制血糖的同时要严防低血糖的发生。

但对于老年糖尿病患者而言，"宁高勿低"并不意味着对高血糖置之不理。老年人血糖控制应遵循个体化原则，综合考虑患者年龄、病程、病情、身体素质、预期寿命等因素，分层管理，制订不同的血糖控制目标。

　　对于新诊断、病程短、低血糖风险低、应用非胰岛素促泌剂类降糖药物治疗为主、自理能力好、辅助生活条件良好的老年糖尿病患者，为了预防并发症，我们需要将血糖控制在"良好"的程度。具体目标为：糖化血红蛋白（HbA1c）≤7.0%；空腹血糖4.4~7.0毫摩尔/升；餐后2小时血糖<10.0毫摩尔/升。

　　对于预期生存期大于5年、有中度并发症及伴发疾病、有低血糖风险、应用胰岛素促泌剂类降糖药物或以多次胰岛素注射治疗为主、自我管理能力欠佳的老年糖尿病患者，为了减缓并发症的进展，我们需要把血糖控制在"一般"的水平。具体目标是：HbA1c为7.0%~8.0%；空腹血糖5.0~7.5毫摩尔/升；餐后2小时血糖<11.1毫摩尔/升。

　　对于预期寿命小于5年、伴有影响寿命的疾病、有严重低血糖发生史、反复合并感染、急性心脑血管病变、急性病入院治疗期间、完全丧失自我管理能力、缺少良好护理的患者，为了避免因高血糖造成的直接伤害，我们需要把血糖控制在"勉强可接受"的范围内。具体目标如下：HbA1c为8.0%~8.5%；空腹血糖5.0~8.5毫摩尔/升；餐后2小时血糖<13.9毫摩尔/升。

小贴士

　　老年糖尿病患者要用辩证的眼光看待血糖，不要一味追求降血糖，要时刻保持警惕，预防低血糖，同时要根据自身情况进行个体化降糖治疗。

（朱云霞）

75 糖尿病患者能喝粥吗

"糖友"在饮食方面，其实并不存在什么饮食忌口，只是有些食物可以多吃、有些食物适量吃、有些食物建议少吃一些。就粥而言，可以偶尔吃、适量吃，血糖不达标的情况下，不要吃。

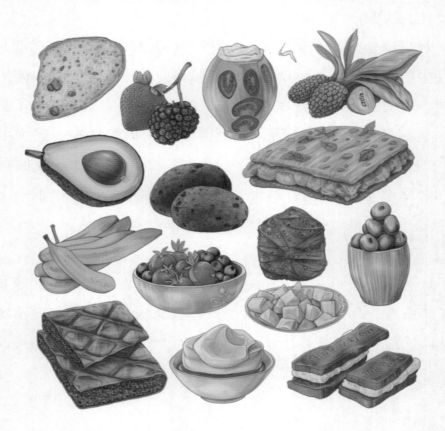

　　我们知道，糖尿病患者要"迈开腿，管住嘴"，要做好饮食控制，但是饮食控制的原则是总量控制、种类放开，一定要限制全天摄入的总热量，并不是说哪些食物一定不能吃，原则是都能吃。糖尿病患者可以吃哪种食物，主要要参考升糖指数（GI）和血糖负荷指数（GL）。升糖指数全称为"血糖生成指数"，是反映通过进食引起人体血糖升高程度的指标，具体计算方法是，50克的这种食物引起的血糖上升的情况与50克葡萄糖相比的比值再乘以100，它反映了某种食物与葡萄糖相比升高血糖的速度和能力。通常把葡萄糖的血糖生成指数定为100。升糖指数>70为高升糖指数食物，升糖指数≤55为低升糖指数食物。GI高的食物由于进入肠道后消化快、吸收好，所以易导致高血糖的产生，而GI低的食物由于进入肠道后停留的时间长，引起餐后血糖反应较小，避免了血糖的剧烈波动。所以，我们主张糖尿病患者食用低GI的食物。不过，血糖指数仅仅是参考，更关注的是食物的GL指数。血糖负荷是GI乘以每份食物所含碳水化合物的量，再除以100。升糖指数是食物升血糖的"快与慢"；血糖负荷是食物升血糖的"多与少"。相比于升糖指数，血糖负荷在GI的基础上结合食物碳水化合物的含量，能更准确地描述食物对血糖的真实影响。GL>20的为高GL食物，GL在10~20的为中GL食物，GL<10的为低GL食物。

　　稀饭或者粥，即使本身升糖指数不高，但是由于碳水化合物含量高，血糖负荷指数会很高。粥经过长时间熬煮，淀粉经过高温熬煮，分解为更容易被吸收的短链碳水化合物，肠胃容易吸收，会使餐后血糖短时间快速升高，引发血糖波动。大米粥GI为

69.4，因为含有大量淀粉（糖分）。

　　糖尿病患者喝粥需注意以下几点：①尽量不要喝纯大米粥，建议喝杂粮粥。②最好不要在早餐时喝粥，早餐后血糖最容易升高，可以在午餐或晚餐时喝粥。③喝凉粥，喝粥的时间可以长一点，喝粥时候搭配其他食物，最好是按照蔬菜、肉、粥的顺序食用。

 小贴士

　　不建议"糖友"把粥作为主食，如果不是肠胃不好等原因，应尽量少喝粥。

（朱云霞）

76 糖尿病患者需要补充维生素B₁₂吗

不是每一个糖尿病患者都需要补充维生素B_{12}。需要使用维生素B_{12}情况包括以下几种。

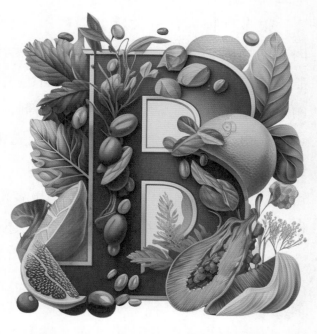

（1）长期服用二甲双胍：一般而言，对于糖尿病患者，降糖治疗的首选一线药物，医生都是使用指南推荐的二甲双胍。其作为治疗2型糖尿病的一线药物，被几乎所有的国内外治疗指南推荐，是迄今为止应用范围最广的降糖药物。这种药物也有一个最大的缺点，那就是长期服用会影响肠道对维生素B_{12}的合成和吸收。因此，对于长期服用二甲双胍的糖尿病患者，医生都会给患者同时开具甲钴胺口服。二甲双胍会抑制维生素B_{12}的吸收，因此，长期服用二甲双胍需要补充维生素B_{12}。

（2）出现糖尿病神经病变的并发症：神经病变是糖尿病的慢性并发症之一。维生素B_{12}可以保护神经髓鞘，营养神经。

（3）合并巨幼细胞性贫血：巨幼细胞性贫血简称巨幼贫，主要由于叶酸和（或）维生素B_{12}缺乏引起DNA合成障碍，进而出现贫血甚至全血细胞减少，是平时生活中比较常见的一类贫血。一些饮食中长期缺乏绿叶蔬菜和动物蛋白的老年人容易出现巨幼细胞性贫血。

很多食物都含有大量维生素B_{12}，例如绿叶蔬菜、鱼肉、鸡肉、动物内脏、牛肉、坚果类食物、豆类食物、谷物皮、胚芽、燕麦等。维生素B_{12}在糖尿病患者中应用比较多，临床一般应用的是甲钴胺，它是活性维生素B_{12}制剂，较非活性维生素B_{12}（氰钴胺）更易进入神经细胞内，对神经髓鞘形成和轴突再生具有促进作用。甲钴胺可以不经过肝脏代谢，也不需要进行生物转化，可直接发挥活性作用。肝功能损伤患者可优先选用。用法用量为：甲钴胺片500微克，每天3次，口服。还有针剂，可以肌内注射。

 小贴士

很多医院是可以测定维生素B_{12}水平的，可以去测定一下，看看到底如何。

（朱云霞）

77 尿酸高了怎么办

很多老年人完成了体检后，会发现自己的血尿酸水平这一项有了升高的箭头，那么怎么办呢？是不是需要马上吃药呢？

尿酸是体内一个本身就存在的代谢产物，注意是代谢产物，不是代谢废物！正常情况下，人体每天新生成尿酸600毫克，排出600毫克，保持着平衡。尿酸是通过血液来检测的，称为血尿酸水平，这是判断尿酸是否增高的指标。当然，尿液中也能测尿酸水平，但主要是用来判断肾脏排尿酸能力。高尿酸已是继高血压、高血糖、高血脂这"三高"后发展的"第四高"。所以尿酸已经成为体检的必查项目。

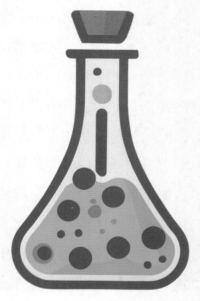

高尿酸血症可引起痛风性关节炎、痛风石、痛风性肾结石等，长期的高尿酸还会导致急性或者慢性肾功能衰竭、代谢综合征、胰岛素抵抗、冠心病等疾病损伤。注意：如果只是出现血尿酸升高，那只能称为"高尿酸血症"，当出现由于血尿酸的升高而引起的关节

疼痛的情况才叫作"痛风"。高尿酸血症是痛风的前提，痛风患者会尿酸高，但是高尿酸血症患者并不一定会出现痛风。研究表明，高尿酸血症患者中只有10%~15%会发展为痛风。需要特别注意的是，并不是所有的痛风患者在尿酸测定时均有异常，我们经常见到在急性痛风发作时，患者的血尿酸并不高。在这种情况下，医生也可以根据典型的临床表现和其他检查结果诊断痛风。

血尿酸超过正常水平，但没有晶体沉积的症状和体征，也称为无症状高尿酸血症。现在的高尿酸患者，大多数是无症状的。无症状高尿酸血症患者首选非药物治疗，如调整饮食、控制体重等。有研究表明，饮食治疗可显著降低10%~18%的尿酸水平。什么时候开始药物治疗？血尿酸>540微摩尔/升，必须马上开始药物降尿酸治疗；血尿酸>480微摩尔/升，如果出现下列条件中的任何一项，也应该开始降尿酸治疗：①痛风性关节炎发作一次。②尿酸性肾结石。③肾功能减退，肾小球滤过率<90毫升/分钟。④高血压。⑤糖耐量异常或者糖尿病。⑥血脂紊乱（高脂血症）。⑦冠心病。⑧肥胖。⑨卒中。⑩心功能不全。

治疗目标是血尿酸<360微摩尔/升；如果出现痛风石，或者慢性痛风性关节炎，或者痛风性关节炎频繁发作，治疗目标是血尿酸<300微摩尔/升。我们近期在门诊碰到一位患者，已经在服用非布司他（每日半片），但体检复查血尿酸410微摩尔/升，结合患者有反复痛风发作史，我们建议他将非布司他增加至每日1片。根据后续随访情况，酌情调整。

我们已提到，尿酸并不是代谢废物，尿酸具有抗氧化和调节免疫应答的功能，体内适量的尿酸也是有积极意义的，能起到清除自由基、保护神经系统等作用，高尿酸水平可能会降低阿尔茨海默病及帕金森病的发病风险。因此，特别注意无论什么情况，尿酸都不应该降至180微摩尔/升以下。有些人只吃药，不复查，经常会吃到血尿酸水平过低。所以，一旦服用降尿酸药物，一定要注意定期复查。

 小贴士

    如果患者刚开始降尿酸治疗，一般是每4周复查一次，再根据血尿酸水平，酌情调整药物剂量，直至患者血尿酸达到理想治疗目标值；在达到目标值以后，可以延长检测血尿酸的间隔时间，一般每3个月检测一次血尿酸就可以了。

（章晓燕）

脑

78 头晕是因为脑供血不足吗

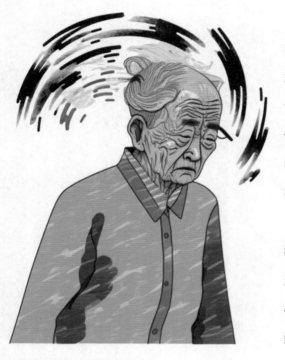

在日常生活中，头晕对老年人来说是常见的症状。通常，老年人自觉有动脉硬化，往往认为头晕就是脑供血不足。事实真的是这样吗？其实头晕的原因有很多，我们不妨来看一下。

（1）脑血管疾病：这是我们日常最常见的原因，随着年龄的增长，动脉粥样硬化程度加重，可出现血管狭窄闭塞、后循环缺血，脑梗死或脑出血导致头晕。

（2）耳部疾病：有些老年人在某些特定头位，如头向一侧后仰，或者仰卧位或侧卧位突然坐起时，易出现眩晕，还可伴有恶心、呕吐，往往这类情况考虑为耳石所致的良性发作性位置性眩晕。此外，梅尼埃病、病毒感染所致前庭神经炎亦可出现头晕。

（3）颈部疾病：老年人颈椎骨质增生及骨赘增生，颈肌、颈部软组织病变引起椎动脉受压，发生缺血，导致头晕。

（4）心血管疾病：老年人动脉硬化程度加重，血压波动大，血压过高或过低均会引起头晕。尤其老年人于卧位突然转为直立位时产生体位性低血压易被忽略。此外，老年人心脏传导系统异常可出现持续性心动过缓、窦性停搏，亦可导致头晕。

（5）脑部疾病：老年人为肿瘤高发人群，脑干、小脑部位原发性或转移性肿瘤所引起的头晕，往往伴有平衡障碍，或原发病表现。听神经瘤开始常为单侧耳鸣及听力下降，进而发生头晕。

（6）其他全身性疾病：不少老年人的头晕是由于睡眠障碍导致的，同时，睡眠障碍的老年人有服用安眠药的习惯，不恰当的服药也可能加重头晕。老年人胃肠功能减退、营养摄入不足，往往存在贫血，常在用力或运动时出现头晕。老年人饮食不规律，使用降糖药过程中可出现低血糖，导致头晕、出冷汗、心慌等不适。

（7）精神疾病：老年人尤其是女性，情绪不佳、过劳、紧张可出现心因性头晕。

小贴士

　　头晕病因实在太多、太复杂，建议老年人尽快到医院进行相应检查，了解清楚病因，以免贻误治疗。

（金　俊）

79 "腔梗" 要紧吗

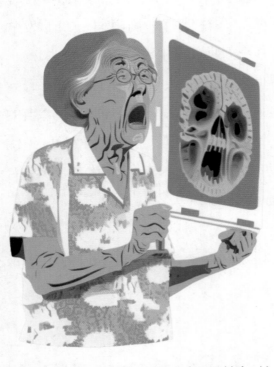

　　现在医疗条件好了，越来越多的老年人一觉得头晕、头痛、脸麻、手麻、脑子"不够用"……就去拍一下头颅CT或磁共振，报告上常见的就是"腔隙性梗死"。很多患者在看到这个诊断时会受到不小的惊吓，认为自己得了卒中，会马上发生半身不遂、言语不清等一系列可怕的问题。甚至因专业壁垒的存在，部分非本专业的医生也将腔隙性梗死与我们所熟知的急性缺血性卒中画上等号。那么，老年人"腔隙性梗死"需不需要治疗呢？

　　我们来认识一下"腔隙性梗死"，即所谓的"腔梗"，它是在高血压、动脉硬化的基础上，大脑深部的微小动脉发生闭塞，从而导致大脑深部某些缺血性微小梗死，受累的脑动脉一般直径在

3~4毫米。该病的诊断主要为MRI检查，因为CT可以出现假阳性（即有的异常表现不是"腔梗"）或假阴性（即存在"腔梗"，却看不到）。"腔梗"因为闭塞的血管较小，病灶也较小（2~4毫米多见），危害也较小。"腔梗"患者可以表现为头晕、走路不稳、肢体无力麻木、记忆力减退等。但更多的患者没有明显的症状，只是在之后的影像学检查被发现。

那"腔梗"究竟要不要治疗呢？一句话，需要具体情况具体分析。总体来讲，"腔梗"根据是否有临床表现分为两种情况：一种是有症状的"腔梗"，这种情况比较少见，少数"腔梗"患者会突然间出现言语不清、一侧口角流口水、一边的手或腿没有力气、发麻，走路不稳等症状。对于有症状的"腔梗"，必须积极治疗和干预，以免病情进展，我想这个道理大家都懂。另一种是无临床症状的"腔梗"，绝大多数患者是属于这种情况。一般是磁共振提示存在少量的腔隙性病灶，这并不影响大脑功能。打个比方，如果把人的脑比作一棵树，散在"腔梗"或缺血灶就像细枝末节的枯黄，对于大树的生命力影响不大。对于无临床症状的"腔梗"是不是就不需要治疗了呢？答案是否定的。无症状"腔梗"可分为以下三种情况，其中两种是需要大家积极干预治疗的：一是合并多种危险因素的"腔梗"。例如合并有高血压、心脏病、糖尿病、高脂血症、高同型半胱氨酸血症、短暂性脑缺血发作、无症状性颈动脉狭窄、高尿酸血症、血管炎、肥胖、长期抽烟和酗酒等。这些危险因素超过三项的患者，通过饮食运动等生活方式干预无效的，就需要通过服用药物积极地去治疗了。其中控制高血压是预防卒中发生的最重要的环节。二是多发性的腔隙性梗死，是指患者在做头部磁共振时发现颅内多个病灶，甚至像满天星一样，这种情况就需要警惕脑小血管病。脑小血管病是在高血压、糖尿病、遗传相关疾病、炎症或免疫等疾病的基础上，造成脑小血管硬化、闭塞等。它既有脑出血的一面，也有脑梗死的一面，如果长期放任不管，有可能增加患者血管性痴呆、血管性抑郁的发病风险。所以，当发现多发性腔隙性脑梗死的时候，也是需要及时干预治疗的。三是对于没有基础疾病、饮食健康、长期坚持运动的心脑血管疾病低危人群，并不需要通过药物干预治疗，只需要坚持健康的生活方式就可以了。

　　总之，不仅有症状的腔隙性梗死患者需要治疗，无症状的腔隙性梗死患者，也需要结合自身的高危因素来决定是否需要进行干预。对于我们老年人，应定期监测血压，抽血化验血糖、血脂、尿酸、同型半胱氨酸等，定期行心电图、心脏彩超、颈动脉彩超等相关辅助检查，以便尽早发现脑血管病的危险因素。同时，通过调整生活习惯，如戒烟、限酒、控制体重，以及适当的体育锻炼和合理膳食，可以大大降低腔隙性梗死的发病率。

 小贴士

　　CT检查不能判断腔隙性梗死是新鲜的还是陈旧性的，因此，若有急性脑血管病症状而怀疑梗死时，还需要MRI检查来明确。

（朱云霞）

80 "老年痴呆" 可以预防吗

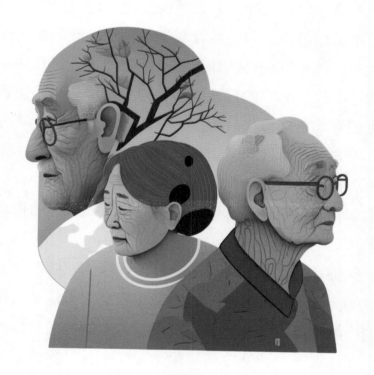

　　"老年痴呆"可以预防。痴呆的发生除了遗传因素外，还有很多可修正的潜在危险因素。35%的认知障碍与可修正潜在危险因素有关，包括早年教育程度低、中年听力受损、肥胖、高血压，晚年抑郁症、糖尿病、缺乏锻炼、吸烟、社交孤立。从预防的角度上讲，就是要改变这些潜在的危险因素。

（1）体育锻炼：多项人类和动物研究表明，体育锻炼有助于改善和强化某些大脑结构，从而改善认知功能。运动活跃度越高，认知表现越好，换句话说"四肢发达，头脑才发达"，两者相辅相成。体育锻炼对认知功能的改善不仅仅表现在当下，而且具有长期效应，那些始终保持较高运动活跃度的人，其认知功能随着时间下降的速度比其他人更慢。

（2）不断学习：党的二十大报告指出，建设全民终身学习的学习型社会、学习型大国。教育对于认知功能起到保护作用，教育水平越高，越可以提升认知储备。形象地说，认知储备就像是银行里的存款，足够多的存款能够让你更好地应对经济衰退。教育对人生的影响是全方位且持续一生的。较高的青少年时期教育水平可以明显增加认知储备，提高智商，降低痴呆发生风险。在成年期以后进行的教育培训，同样能够提升认知水平，只是提升的幅度不如青少年时期那么明显，这时候教育所起的作用更多的是认知保持。

（3）保持社会接触：社交活动可以增强认知储备，而缺乏社交则是认知障碍的危险因素。人类最重要的社交活动是婚姻。有研究表明，与已婚人士相比，终身单身人士的痴呆发生风险增加了40%，丧偶人士的认知障碍风险增加了20%。除婚姻外，社交活动还包括与朋友交流、参加社会团体、参与社区志愿者工作等。我们鼓励老年人加入一些团体活动，参加有益的社交活动可以明显减低痴呆发生风险。

（4）控制心血管危险因素：吸烟、高血压、糖尿病、肥胖这些都是发生心血管疾病的危险因素，同时也是痴呆的危险因素，尤其是血管性痴呆。相反，戒烟可以使得痴呆发生风险降低30%；使用降压药物可以将痴呆风险降低10%。

（5）地中海饮食：过去认为某些营养元素，如B族维生素、维生素C、维生素E等能够保护认知，但是随着饮食和认知功能研究的逐渐深入，目前的证据表明，相比于补充单种营养要素，饮食的整体健康程度更加重要。现在科学家普遍认为，地中海饮食能延缓认知功能减退的速度。地中海饮食主要以水果和蔬菜为基础，添加面包、坚果等谷物，配以少许鱼肉和适量橄榄油。特别是在心血管危险因素的人群中，地中海饮食对于认知功能的保护作用比较明显。

 小贴士

2023年1月，首都医科大学宣武医院贾建平教授等在著名医学期刊《英国医学杂志》上发表了论文，这项针对中国老年人的长达十年的研究发现，健康的生活方式，尤其是健康的饮食，与减缓记忆力衰退有关。即使存在遗传危险因素，坚持健康的生活方式也可以延缓认知能力下降的速度。

（朱云霞）

81 "老年痴呆" 能治愈吗

"老年痴呆" 医学术语是阿尔茨海默病，简称AD，这是一种主要发生于老年人的神经退行性疾病，其病因和发病机制尚不明确，该病是最常见的痴呆病因。目前尚无治愈方法，但是现有治疗能改善该病的某些症状，延缓疾病进展，提高患者的生活质量。

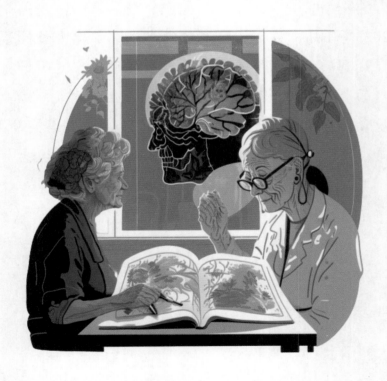

目前，很多慢病都不能治愈。高血压不能根治，糖尿病也不能根治，痴呆也是一样的道理，不能根治，但是可以控制。及时治疗，仿佛是给走下坡路的车子踩一下刹车，可以延缓疾病的进展，尽可能在早期阶段多停留一会儿。而且，中国老龄化日益严重，上海的老龄人口已经达到1/3，平均寿命超过80岁，而80岁以上痴呆的患病率也是1/3，试想等您80岁了，侥幸不是患痴呆的那一个，那么，恭喜您，您可能就是照顾痴呆患者的主力军了。所以，痴呆必须治疗的另外一个重要原因就是可以减轻照料者的负担。

张艺谋导演的一部电影《归来》让人唏嘘不已，记忆的丧失，使人变成了没有灵魂的躯壳，即使有再健壮的身体，也是没有质量的延年益寿。席慕蓉在《透明的哀伤》里说："我总认为，在世间，有些人、有些事、有些时刻似乎都有一种特定的安排，在当时也许不觉得，但是在以后回想起来，却都有一种深意，我有过许多美丽的时刻，实在舍不得将它们忘记。"因此最美的事不是留住时光，而是留住记忆。对于有认知障碍问题的老年朋友，一定要正视这个问题，积极治疗。

对于新诊断为轻至中度AD的患者，我们建议用胆碱酯酶抑制剂。AD患者脑内胆碱乙酰基转移酶含量下降，导致乙酰胆碱合成减少及皮质胆碱能功能受损。胆碱酯酶抑制剂（多奈哌齐、卡巴拉汀和加兰他敏）可通过抑制突触间隙的胆碱酯酶而增加胆碱能传递，为AD患者带来轻度症状缓解。对于中重度AD，可以选择美金刚。美金刚是一种N-甲基-D-天冬氨酸（N-methyl-D-aspartate，NMDA）受体拮抗剂。美金刚的作用机制与胆碱能药物不同。在皮质和海马神经元中，谷氨酸是主要的兴奋性氨基酸神经递质，NMDA受体是谷氨酸激活的受体之一，其参与学习和记忆过程。不过上述两种药物只能稳定或减缓"老年痴呆"患者的认知功能和行为能力的下降，但不会减缓病理进展速度。

目前，国内外专家已基本达成共识，AD治疗的关键在于及时诊断和干预。研究表明，AD患者从轻度到重度进展平均需要8~10年，而从轻度认知障碍发展为轻度痴呆平均只要2~6年的时间。把握黄金窗口期及时诊断治疗，可极大延缓疾病进展。

小贴士

截至目前，美国药品监督管理局仅批准过6个AD治疗药物，即多奈哌齐、卡巴拉汀、加兰他敏、美金刚、美金刚－多奈哌齐复方制剂和阿杜那单抗（阿杜那单抗国内尚未上市）。2023年1月7日，lecanemab获美国FDA加速批准！lecanemab为人源性抗Aβ抗体，能与人体可溶性Aβ寡聚体结合，促进患者大脑中Aβ沉积的清除。它能够改变疾病病理，缓解疾病进展。我们期待这些新药的出现能早日造福AD患者！

（朱云霞）

82 老年人如何保护皮肤

皮肤

　　老年人的皮肤比年轻人的皮肤更加脆弱，更容易受到环境因素的影响，因此需要特别关注皮肤的保护和护理。以下是一些老年人可以采取的具体措施，以及可以使用的一些药物。

　　（1）保湿剂：老年人的皮肤容易干燥，因此需要使用保湿剂来帮助保持皮肤柔软和滋润。市面上有很多种不同类型的保湿

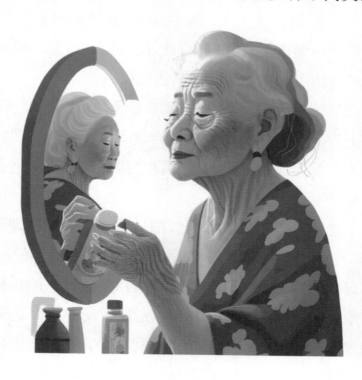

剂，如乳液、面霜、精油等，老年人可以根据自己的皮肤情况选择适合的保湿剂。一些常用的保湿剂成分包括尿素、甘油、羊毛脂等。

（2）防晒霜：老年人的皮肤对紫外线的敏感性更高，因此在阳光强烈的时候需要使用防晒霜来保护皮肤。防晒霜可以有效地减少紫外线对皮肤的损伤，并且可以减少皮肤癌的风险。老年人可以选择防晒指数（SPF）较高的防晒霜，并且需要每隔2~3小时重新涂抹一次。

（3）抗氧化剂：抗氧化剂可以帮助保护皮肤，减少自由基对皮肤的损伤。一些常用的抗氧化剂包括维生素C、维生素E、辅酶Q_{10}等，老年人可以通过饮食或者口服补充剂的方式摄取足够的抗氧化剂。

（4）环境控制：老年人需要注意控制环境因素对皮肤的影响，如保持室内温度适宜、避免长时间暴露在冷空气或者热空气中、避免过度使用刺激性的清洁剂和化妆品等。

（5）药物治疗：一些皮肤疾病需要药物治疗，如皮肤干燥、湿疹、皮炎等。常用的药物包括皮质类固醇、抗组胺药、抗生素等。老年人在使用药物治疗时需要注意遵医嘱，避免过度使用或者停药过早。

总之，老年人需要采取综合性的措施来保护皮肤健康，包括定期保养、合理饮食、适度锻炼等。以下是一些具体的建议。

（1）定期保养：老年人需要定期清洁皮肤，去除皮肤表面的污垢和老化细胞。可以使用温和的洗面奶或者洁面乳来清洁皮肤，避免过度使用刺激性的清洁剂和化妆品。此外，老年人可以每周做一次去角质护理，帮助去除皮肤表面的角质层，促进皮肤更新。

（2）合理饮食：老年人的饮食应该多样化，包含足够的蛋白质、维生素和矿物质等。一些含有丰富抗氧化剂的食物，如水果、蔬菜、坚果等，可以帮助保护皮肤，减少自由基对皮肤的损伤。

（3）适度锻炼：适度的锻炼可以促进血液循环，帮助皮肤细胞得到足够的营养和氧气。老年人可以选择适合自己的运动方式，如散步、打太极拳、做瑜伽等，保持身体的柔韧性和活力。

（4）避免刺激：老年人需要避免过度使用刺激性的化妆品和清洁剂，避免皮肤接触过度热或者过度冷的物体，避免长时间暴露在空调或者暖气的环境中。

（5）定期体检：老年人需要定期进行皮肤检查，以及其他常规健康检查。皮肤癌和其他皮肤疾病在老年人中的发病率较高，因此需要注意早期发现和治疗。

小贴士

老年人需要采取综合性的措施来保护皮肤健康。除了上述建议，老年人还可以咨询皮肤科医生，寻求专业建议和治疗方案。

（张　莉）

83 皮肤瘙痒怎么办

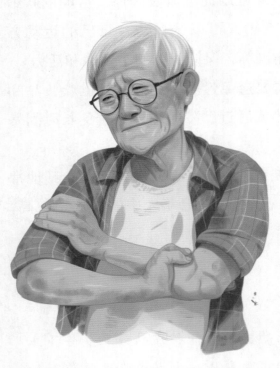

老年朋友是不是发现一到冬天就开始全身瘙痒难耐、百爪挠心、夜不能寐，甚至有些老年人到了这个季节，都是满身抓痕，惨不忍睹，可遗憾的是，即使伤痕累累，也不能缓解老年人奇痒无比的窘境，这种常见病叫作老年皮肤瘙痒症。

如瘙痒剧烈且持久，需及时就诊，在医生指导下正确使用抗组胺药、镇静药、类固醇药及止痒搽剂涂抹患处。观察用药后的反应，按时复诊，调整治疗方案。亦可辅以紫外线照射、矿泉浴、淀粉浴、油浴等物理治疗方法。预防胜于治疗，如何缓解皮肤瘙痒呢？我们需要针对前面提到的病因有的放矢地进行预防。

（1）环境调整：保持老年患者起居环境清洁、舒爽，合理控制室内温度、湿度，避免受到过冷及过热的刺激，避免环境过于干燥，做好防寒保暖措施，如有必要，可增添加湿器；建立良好的睡眠环境，皮肤瘙痒症状往往在夜间尤甚，会影响老年人的睡眠质量；应避免老年人接触刺激性物质或过敏原，以防诱发接触性湿疹，常见的刺激性物质及过敏原有清洁剂、肥皂、橡胶、金属镍等。

（2）皮肤护理：及时给老年人的肌肤补充水分，保持皮肤清洁是重中之重，老年人皮肤护理应注意以下几点：①洗澡的次数为冬、春季1~2次/周，夏、秋季1次/天为宜。②水温不宜过高，温度宜控制在35~37℃，沐浴时间以10~15分钟为宜。③沐浴时尽量选择弱酸性硼酸皂，建议每天睡前和洗澡后用润肤霜或润肤油多次全身涂擦，以使皮肤保持一定的湿度和滋润度，有利于防止皮肤瘙痒。④沐浴的毛巾应柔软，内衣宜选取宽大柔软的棉织品或丝织品。⑤注意观察皮肤有无压疮、破溃、糜烂；若皮肤破损，应消毒处理，有感染征象，应抗感染治疗，以防表皮细菌感染导致超敏反应而加重瘙痒。

（3）合理饮食："管住嘴，迈开腿"同样适用于瘙痒症，均衡清淡饮食，避免辛辣油腻的食物及烟酒。过敏体质患者不宜食用鱼、虾、蛋、奶等食物，多吃富含维生素的蔬菜水果，补充老年人机体所需的维生素，尤其是维生素A，有利于老年人皮肤的修护，多吃些滋阴、润肺、健脾的食物，如百合、黑/白木耳、海参、木瓜、花生、茄子、糯米、红枣等。同时，也需保持大便通畅，加强新陈代谢；鼓励患者多饮水，及时给机体补充水分，缓解皮肤干燥，预防瘙痒病症的发生；同时，鼓励患者日常生活中勤运动锻炼，提高机体免疫力，加速汗液分泌，促进皮肤吸收营养。

(4) 规律生活：保持日常生活作息有一定的规律性，在睡觉之前忌饮咖啡、浓茶，保证老年人有充足的睡眠；保持定期的体检，特别是有肾病、肝病、糖尿病、甲减等基础疾病的老年人，更要积极地治疗。

(5) 心理护理：有研究表明，心理和精神方面的因素会促使老年患者皮肤瘙痒症状更加严重，反过来，由于皮肤瘙痒症状，老年患者的心理状况会受到影响，所以患者的心理护理也十分重要。平时可以使用放松疗法来缓解老年人情绪，鼓励老年人多参加老年社区活动，培养业余兴趣爱好，转移老年患者的注意力，家属定期和老年人的沟通也十分重要，有助于老年人情绪的舒缓。

 小贴士

　　环境调整、皮肤护理、合理饮食与锻炼、规律生活、心理护理是预防老年瘙痒症的几副良药。在家庭日常护理中，皮肤护理是关键，饮食与锻炼是根本，心理护理是保障，环境护理和引导老年人规律生活是支撑。

（屠友谊）

84 吃哪种维生素可以预防老年斑

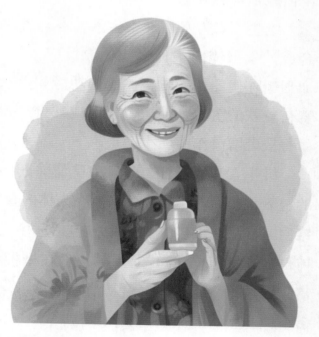

　　预防老年斑可以吃维生素E和维生素C。

　　皮肤作为身体最外层的物理屏障，日常保护着我们免受脱水、紫外线辐射及传染性病原体的入侵。皮肤也是早期表现出衰老的器官之一。皮肤正常老化会导致萎缩、弹性降低、代谢和修复反应受损。老年斑的形成也是皮肤衰老的表现之一。关于皮肤衰老有很多学说，其中自由基累积损伤学说被认为是导致皮肤衰老的重要原因。随着机体衰老，体内抗氧化酶类物质逐渐减少，皮肤防护功能降低，体内自由基不断堆积，而自由基具有极强的氧化生物膜中不饱和脂类发生过氧化反应的作用，并形成脂质过氧化物，其终产物丙二醛（MDA）是强交联剂，易与蛋白、核酸或脂类结合成难溶性物质，从而导致一系列氧化损伤。老年斑的形成是因为老年人细胞代谢功能减弱，一些抗氧化的维生素供应相对不足，如果再摄入过多的脂肪，体内就容易形成过氧化物。过氧化物在铁、铜离子的催化下，可转变成脂褐素，沉着在皮肤或脏器表面，形成老年斑。

老年斑是可以预防和延缓发生的。对皮肤老年斑的预防，基本措施是延缓衰老。

维生素C为水溶性维生素，参与胶原蛋白和组织细胞间质的合成，参与体内多种氧化还原反应，具有抗氧化自由基的作用；加强新陈代谢，影响机体酶的功能和生物活性物质含量，抑制色素在皮肤的沉着，使黑色素形成减少，并可以抑制酪氨酸酶活性而有祛斑增白作用。

维生素E是强有力的自由基清除剂，它可以有效地抑制脂质的过氧化作用。维生素E不能在人体内合成，需要从膳食中摄取。维生素E存在于多种食物中，包括扁桃仁、植物油和谷物。对人体健康最重要的是α-生育酚，它在橄榄油和葵花籽油中含量丰富，维生素E是一种自由基清除剂，可保护细胞膜主要结构成分多不饱和脂肪酸免遭过氧化反应。

 小贴士

爱美的老年人也可以考虑采用激光手术治疗老年斑。

（章晓燕）

85 经常出虚汗是什么原因

老年人出虚汗的原因较多，可能是精神因素、药物因素等非疾病原因，也可能是低血糖、甲状腺功能亢进症、肺结核等疾病原因。在排除非疾病原因后，应及时就医，在医生的指导下，根据病因进行积极治疗。

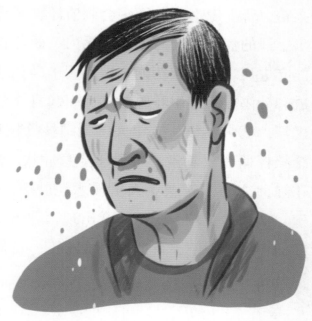

（1）非疾病原因：①精神因素。老年人情绪不佳，长期处于焦虑、紧张的状态下，交感神经兴奋或者是自主神经功能紊乱，就会表现为心慌、出虚汗的症状。这种情况属于继发于焦虑、紧张情绪的躯体症状，情绪缓解后，出虚汗的情况也会随之缓解。②药物因素。若老年人应用治疗抑郁和焦虑的药物，由于其属于5-羟色胺的激动剂，服用后会表现出交感神经兴奋，出现出虚汗的状态。③其他。除以上相对常见原因外，汗腺较旺盛或者是肥胖的老年人，活动后会虚汗较多。此外，对于处于疾病或手术恢复期的老年人，由于身体的各项机能并没有完全恢复，活动后出虚汗是身体血管、汗腺功能薄弱造成的，一般身体恢复健康后，出虚汗症状就能缓解。同时，老年人喝酒、食用辛辣刺激食物后，也会刺激交感神经兴奋，出现出虚汗的现象。

（2）疾病原因：①低血糖。老年人低血糖发作时，交感神经兴奋，肾上腺素分泌增多会调节汗腺，导致汗腺分泌汗液，引起出虚汗的症状，同时还伴有无力、面色苍白的症状。②甲状腺功能亢进症。甲状腺功能亢进症属于高代谢疾病，老年人甲状腺合成和分泌较多的甲状腺激素，引起身体各个系统的兴奋，导致出虚汗。③肺结核。老年人感染结核分枝杆菌后，身体消耗过多，结核杆菌释放毒素，可引起全身症状，患者可表现为虚汗较多。④除此之外，若老年人出现恶性肿瘤，由于肿瘤细胞的恶性增殖，机体消耗较大，可能会出现营养不良导致出虚汗；肿瘤患者晚期免疫力低下，可能会造成感染，炎症因子释放，也会导致体温升高引起出虚汗。

 小贴士

　　对于多汗的老人，建议身边备用干毛巾，及时擦干，防止受凉。

（张　莉）

86 浑身疼是怎么回事

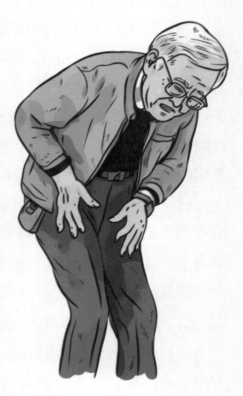

老年人浑身疼痛常见于骨质疏松、骨关节疾病、肿瘤、风湿免疫性疾病以及糖尿病周围神经病变。

（1）骨质疏松：骨质疏松是老年人的常见病，以前认为绝经后的女性好发，老年男性其实也是骨质疏松的高发人群。腰背痛是原发性骨质疏松最常见的症状，严重的还可以引起驼背、身高变矮，甚至骨折。老年人可以去医院测定骨密度，明确有无骨质疏松或者骨量减少。骨量的变化是缓慢的，通常一年检测一次即可。

（2）骨性关节炎：骨性关节炎是一种常见于中老年人导致关节疼痛和功能失常的慢性炎症性关节疾病，是最常见的关节病。骨性关节炎以中老年患者多见，女性多于男性。60岁以上的人群中患病率可达50%，75岁以上的人群则达80%。该病的致残率可高达53%。骨性关节炎好发于负重大、活动多的关节，如膝、脊柱（颈椎和腰椎）、髋、踝、手等关节。初期为轻度或中度间断性隐痛，休息时好转，活动后加重，疼痛常与天气变化有关。晚期可出现持续性疼痛或夜间痛。关节局部有压痛，在伴有关节肿胀时尤为明显。此外，患者还可感到关节活动不灵活、僵硬，晨起或休息后需经过一定时间的活动才能变得灵活，上下楼和下蹲站立困难，关节活动时可有摩擦声等。

（3）肿瘤：老年患者可以发生各种类型的肿瘤，而在肿瘤患者中癌症中晚期的疼痛尤为多见。慢性疼痛综合征通常与肿瘤本身直接相关或与抗肿瘤治疗（包括化疗、手术和放疗）直接相关。值得一提的是，肿瘤可以发生骨转移，有些老年人因为全身疼痛做了同位素骨扫描后发现全身骨转移，继而才寻找到了原发肿瘤病灶。

（4）类风湿关节炎：类风湿关节炎是自身免疫性疾病，会在全身产生炎症性反应，影响多个器官，也涉及多处关节，主要破坏滑膜。类风湿关节炎表现为对称小关节疼痛、僵硬并伴疲乏、低热等全身症状，主要累及掌指、腕、近端指间等小关节，以及眼、口、肺、心脏等关节外部位。

（5）糖尿病周围神经病变：糖尿病周围神经病变不只是表现为四肢麻木感，还可以表现为痛感，长期高血糖可使神经细胞被直接"毒害"，造成神经病理性疼痛。初期局限在手指或脚趾，之后逐渐向上蔓延，昼轻夜重，严重影响生活质量。

小贴士

　　老年人的疼痛程度有简易的评估方式。例如，数字评估法，从0~10代表着从无痛到不能忍受的剧烈疼痛这几个等级。患者可以根据自己目前的疼痛感觉选择相应的数字，以帮助医生进行评估。

（张　莉）

87 疼痛忍忍就过去了，不需要治疗，对吗

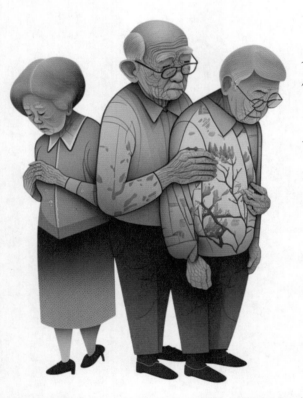

身体出现疼痛是老年人普遍面临的问题之一，但是在很多老年人的观念中，疼痛并非是一种需要诊治的疾病，"忍一忍也就过去了"。多数患者仅在疼痛频发或无法忍受的情况下才就诊。疼痛不至于对生命构成威胁，却大大影响生活质量。

人老了，身体出现疼痛的原因可能有多个方面。

（1）器官衰老：随着年龄的增长，身体的各个器官和组织会逐渐出现自然的退化和损伤，如骨骼和关节磨损、肌肉萎缩、椎间盘退化、神经损伤等，这些都可能导致身体的疼痛。老年人的骨骼肌肉系统疼痛十分普遍，最常见的是腰背痛、骨关节炎、骨质疏松疼痛，2013年全球

致残性疾病排名中，下腰痛位列致残病因的首位。

（2）疾病：老年人的免疫系统功能可能下降，从而容易感染或患上各种疾病，如糖尿病、骨质疏松、心血管疾病、三叉神经痛、带状疱疹等，这些疾病也常常伴随着身体的疼痛。老年人肿瘤好发，还容易出现癌性疼痛。

（3）情绪诱发：老年人可能存在长期的忧虑、抑郁、孤独感等情绪问题，会引起身体的应激反应，如心率加速、血压升高、肌肉紧张等，这些生理反应可能会导致身体各部位出现疼痛感觉。这是因为情绪和疼痛都是由大脑控制的生理反应，两者之间存在密切的关联。

有人把慢性疼痛比喻为一种不死的癌症，除了严重影响劳动能力，疼痛常使人出现睡眠障碍、缺乏食欲，甚至出现精神崩溃等后果，严重影响着老年人的生活质量。老年人应该适当地锻炼、保持健康的生活方式、保持社交互动等。对于疼痛，应该引起足够的重视，在出现疼痛时应及时就医，接受医生的治疗和建议，不应该等到真正出现器质性疾病，如关节已经出现侵蚀、磨损、坏死再去做治疗。

慢性疼痛的治疗方法主要有：药物治疗、物理与手法治疗、手术治疗、心理治疗等。一般首先采用镇痛药物和物理治疗。世界卫生组织建议镇痛药物三阶梯用药原则：在处方药物前，使用疼痛量表对患者进行疼痛评估。轻度疼痛（数字等级评价量表，≤3分或不影响睡眠）给予非阿片类药物（如对乙酰氨基酚、非甾体抗炎药物等），中度疼痛（4~6分或影响睡眠）给予弱阿片类药物（如可待因、氢可酮等）或低剂量的强阿片类药物，重度疼痛（＞7分或无法入睡）给予强阿片类药物（如吗啡、芬太尼等）。老年人由于脏器功能退化，新陈代谢减慢，所以在选择用药时需要更加谨慎，必须对其体质和耐药性、药物选择和剂量方案等给予慎重的考虑。

目前，疼痛康复的物理与手法治疗技术体系分两类：一是西医的康复体系，包括关节松动术、手法按摩，以物理运动疗法来解决；二是中医体系，包含了传统的各类手法治疗、针灸、理疗等。目前，疼痛学科在不断引入新的治疗技术、诊疗设备，如神经调控技术、更先进的镇痛技术、微创技术等。

 小贴士

很多医院有专门的镇痛科，有很多新兴镇痛手段，老年朋友可以去寻求镇痛科医生的专业诊治。

（张　莉）

88 腿抽筋是因为缺钙吗

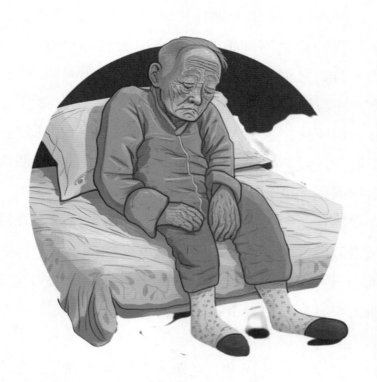

　　在现实生活中，很多人有小腿抽筋的经历，尤其是老年人，经常夜间因为小腿抽筋而惊醒。大家普遍认为，腿抽筋就是缺钙，补钙就好了。然而很多人发现，即使每天补充充足的钙后，腿抽筋的现象却没有明显改善。那么，老年人腿抽筋是什么原因呢？其实，腿抽筋，医学术语称"腓肠肌痉挛"。导致老年人腓肠肌痉挛的原因有很多，分非疾病因素和疾病因素。

非疾病因素包括以下几点。

（1）寒冷：当老年人夏季夜间空调冷风直吹肢体时或秋冬季晚上睡觉小腿裸露在外时，腓肠肌受到寒冷刺激，为了减少热量散失，会出现血管收缩，血流变缓，代谢废物堆积过多，引起小腿肌肉痉挛。

（2）过度疲劳：老年人进行长时间的行走、跑步、爬山或提重物，使肌肉变得紧绷，肌肉紧张会引起局部血管一过性狭窄，肌肉血供不佳，从而引起肌肉痉挛。再就是短时间剧烈运动后，引起肌肉收缩与舒张失调，肌肉快收缩、短放松也会引起痉挛。

（3）局部压迫：老年人夜间睡眠时下肢被棉被压住，或侧卧时一侧下肢受压过久，容易导致下肢血液循环受阻，肌肉群中的乳酸代谢物堆积，也会发生肌肉痉挛。

（4）缺钙：老年人钙吸收降低，户外活动减少，光照时间减少，维生素D活性降低，导致体内钙浓度降低。而钙离子在调控肌肉收缩的过程中起着至关重要的作用。当血液里钙离子浓度过低时，肌肉很容易产生兴奋收缩，然后引发肌肉痉挛。

疾病因素包括以下几点。

（1）下肢动脉硬化闭塞：老年人动脉血管硬化，且常合并高血压、高血脂、糖尿病等心脑血管病，下肢动脉易产生斑块，严重者动脉狭窄、闭塞，导致下肢供血减少，血流不畅，代谢产物不能被血液带走。当代谢物积累到一定浓度时，会刺激肌肉收缩，从而引起抽筋疼痛。

（2）腰椎间盘突出症：随着年龄增长，老年人脊柱发生退行性改变，骨质增生，椎间盘膨隆、突出，脊神经根受压和血流量下降，会发生腿抽筋。

（3）药物性腿抽筋：老年人因服用药物导致腿抽筋。老年人因高血压、心脏病服用利尿剂，导致体内钾元素流失，老年人缺钾也会腿抽筋，也有感染服用阿奇霉素导致腿抽筋的报道。

总之，导致老年人腿抽筋的原因有很多，而缺钙只是其中一个原因。老年人发生小腿抽筋需要找出相应的原因，调节生活方式，如果是疾病因素导致腿抽筋，应去医院就诊并行相应的治疗。

小贴士

发生腿抽筋的时候，先安静下来。用手扳住前脚掌，拉伸小腿肌肉，通常坚持一段时间，便可缓解。偶尔的腿抽筋不必担心，但是反复发作一定要去医院检查，明确病因。

（陆　燕）

药物

89 有病就要吃药吗

老年人的一个重要特点就是多病共存，但不是所有的疾病都一定需要马上用药治疗，也不是所有的疾病都需要长期吃药。因为药物是把双刃剑，合理用药可以有效治疗疾病，但是俗语有云"是药三分毒"。药物滥用，则可能危及生命。

（1）生活方式的改善是慢性病治疗最重要的原则：慢性病需要长期治疗，如在刚刚诊断高血压、糖尿病、血脂异常时，不

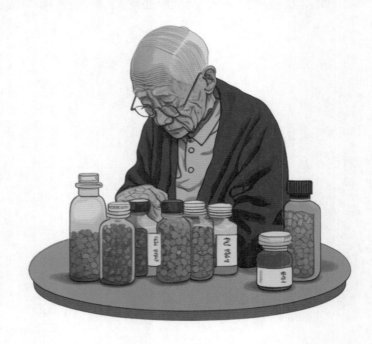

一定需要马上用药，当这些指标仅仅轻度异常时，可以先饮食控制＋锻炼，观察疗效，一般可以先观察3个月，指标仍然不达标的时候，则需要开启药物治疗。老年人尤其是80岁以上的老年人的血糖、血压、血脂控制指标与成年人相比，是比较宽松的，这时候即使诊断确定了这些疾病，但是水平尚在要求控制的范围内，是可以不用药的，监测这些指标即可。我们有一位87岁的患者，6年前就诊断为糖尿病了，采取饮食加运动，血糖一直控制得很好，近期住院，复查空腹血糖7.2毫摩尔／升，餐后2小时血糖11.1毫摩尔／升，糖化血红蛋白6.2%。这位老人仍然不需要用药治疗。

（2）很多药物是有疗程的：通常有症状时药物治疗1~2个疗程，好转后即可停用药物，症状明显时再重启治疗，不需要长期服药。以骨性关节病为例，这个疾病也是老年人的常见病，可以药物治疗，以治疗常用氨基葡萄糖为例，疗程一般为2个月，2个月后停用，症状再明显时可以再用，绝对不是长年累月需要服用的。再以消化性溃疡为例，治疗首选质子泵抑制剂，十二指肠溃疡用药疗程为4~6周，胃溃疡用药疗程为6~8周。用药治疗超过疗程，不但不利于疾病改善，还有可能导致病情加重。

（3）切勿道听途说、盲目用药：例如，很多老年人会有胃口不好，食欲下降。经常会经人推荐，使用一些助消化药。然而不合理地使用促消化药，不但达不到缓解疾病的目的，反而加重疾病。有些老年人一听说别人吃某药疗效显著，觉得和自己症状相同，自己也跟着吃，轻则无效，重则延误病情。

（4）非药物疗法治疗疾病也非常重要：疾病的治疗药物很重

要，但是还有很多非药物的治疗手段同样可以起到辅助作用。以痴呆治疗为例，认知训练、手指操、芳香疗法、音乐疗法等多种手段，都可以起到积极的治疗作用。再以肌少症为例，肌少症的治疗两大基石是营养与运动，迄今为止尚没有公认的治疗药物。

小贴士

老年朋友切忌从一个极端走向另一个极端，当看了我们这篇文章后，切记不能讳疾忌医，该吃药不吃药，该治疗不治疗。我们有一位患者，糖尿病十余年病程的时候，我们建议他打胰岛素，但是这位老人坚决拒绝，坚信锻炼可以解决一切问题。他坚持每天凌晨4点起来跑步，毅力可嘉，但是血糖依然控制不佳，最后发生了糖尿病并发症脑梗死。所以有病还是要去专业医疗机构，接受专业的建议。尊重科学，保护自己。

（章晓燕）

90 他汀类降脂药会伤肝，应尽量不用，对吗

　　这种说法不正确。他汀类药物的确有可能引起肝脏的副作用，但是不能因噎废食，该用还是要用。2022年10月发布的《老年人血脂异常管理中国专家共识》建议老年动脉粥样硬化性心血管疾病（ASCVD）患者积极使用他汀类药物，且推荐老年ASCVD者及≤75岁具有多种心血管危险因素的老年人使用他汀类药物。

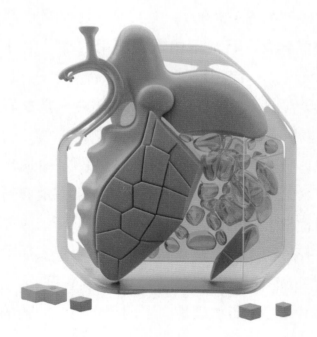

　　他汀类药物是临床最常用的降脂药物，疗效确切。他汀类药物可以竞争性抑制人体内的胆固醇合成抑制酶，使得胆固醇合成受到抑制，因此可以降低胆固醇。除了降脂之外，他汀类药物还具有抗炎、抗氧化、改善内皮功能、稳定甚至逆转动脉粥样斑块等作用。研究表明，他汀类药物可以有效降低全因死亡率、冠心病死亡率和卒中发生率。但是很多老百姓却流传着他汀类药物有伤肝的副作用，所以有些人宁可选择中成药去降脂，却拒绝服用他汀类药物。他汀类药物的不良反应会累及全身，对于肝脏的不良反应主要表现为肝酶异常，如谷丙转氨酶、谷草转氨酶、碱性磷酸酶、乳酸脱氢酶升高，还可以引起胆汁淤积。

　　但是老年人服用他汀类药物造成肝损伤的概率并不高，与他汀相关的肝功能损伤发生率大约是1.2/10万，服用他汀发生肝功能衰竭的概率只有1/500万。尤其是他汀类常规剂量服用时较少发生肝功能异常，目前国内通常使用的都是他汀的常规治疗剂量。

　　肝功能异常副作用常在初始用药时发生，肝酶轻度升高的可以继续使用。医生给患者处方他汀类药物的时候，会在用药前后检查肝功能，肝功能损害一般在用药之后第1~4周出现，一般停药后或者采取保肝治疗后，患者的肝功能大多能自行恢复。如果肝酶升高到正常上限的3倍以上并持续不下降，应停止用药，必要时使用保肝药物。转氨酶升高并不意味着肝实质的损害，只要肝酶升高3倍以下就可以继续使用，但需复查肝酶。

　　如果服用他汀类药物只是为了调节血脂，服药的同时配合饮食和运动血脂可以达标者，在医生指导下可以尝试停用。而为了防止动脉粥样硬化或者心脑血管疾病，多数需要长期或者终身服药。

 小贴士

他汀类药物需要经过肝酶的细胞色素P450系统代谢，如果合并使用一些抗真菌的药物，如伊曲康唑、酮康唑，或者抗细菌的药物红霉素、克拉霉素等，或者饮用西柚汁，可以导致他汀类药物血药浓度升高。因此，尽量避免合用这些药物，必须合用时，他汀类药物要减量，另外，用药期间不能大量吃西柚以及饮用西柚汁。

（张　莉）

91 中药没有副作用，应尽量使用中药治疗，对吗

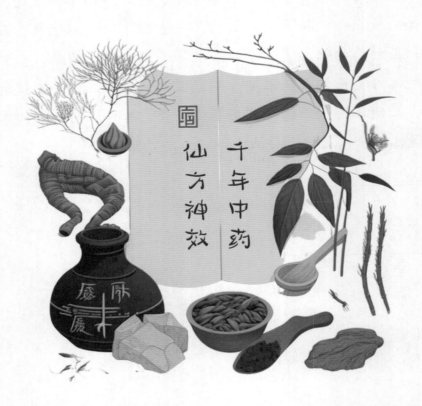

　　不少老年人认为中药没有不良反应，有些人甚至长期服用中成药，当作保健品，实际上，这是不对的，是药三分毒，中药当然也不例外。国家公布的药物不良反应排行榜上，中药经常"榜上有名"，甚至"名列前茅"。

（1）中药可引起肝损伤：中药在引起肝损伤的案例中占20%以上，为引发药物性肝损伤的第一位。超过1 000种药物和草药产品已被证明与药物性肝损伤的发生有关。中药诱发的肝损伤通常表现为急性肝细胞损伤，伴转氨酶、胆红素显著升高和黄疸；但也可表现为无症状性肝酶升高、急性或慢性肝炎、急性肝衰竭伴凝血异常和肝性脑病，或者表现为肝硬化。一旦发生肝毒性，在肝毒性持续的情况下继续服用草药制剂可能导致急性肝衰竭、肝窦阻塞综合征或肝硬化。常见的伤肝中药有：黄药子、何首乌、苍术、雷公藤、苦楝子、番泻叶、川楝子、金不换、槲寄生等。

（2）中药可能伤肾：据不完全统计，具有肾毒性的中药多达50种，它们含有1种或多种会加重肾脏负担的成分，或能直接破坏肾脏组织，轻者导致肾脏功能急性或慢性损害，重者诱发急性肾功能衰竭。常见的有肾毒性的中药有：木通、草乌、益母草、牵牛子、雷公藤、土荆芥、苍耳子、天花粉、土贝母、苦楝皮、金樱根等。

（3）中成药中常常含有西药成分，容易有药物相互作用：很多中药的感冒药中含有对乙酰氨基酚、抗过敏药物马来酸氯苯他敏和维生素C等；消化系统的中成药含有制酸药物、胃黏膜保护剂等；降糖中成药含有磺脲类降糖药等；降压中成药含有中枢降压药、利尿剂等。当这些中成药和西药联合使用时，可能会引起药物过量以及配伍禁忌等不良反应。

（4）大多数中成药中并没有标明副作用：很多老年人拿到医生处方的西药后，一看说明书，不敢服用了，因为说明书上的副作用会有几十种。反观中成药，副作用一项，很多仅仅写的是不详，或者不明确。于是乎给人造成一种假象，觉得吃中药没有副作用。这种区别的重要原因在于，现有的评价体系是为西药制定的，西药要上市，必须完成大规模临床试验，出现的副作用要一一分析，说明书上必须注明。而中成药并没有这种严格的要求。

（5）急性病治疗建议以西药为主：中药的优势的确在于调理，中医将人体作为一个整体，辨证施治，在慢性疾病的治疗中发挥着重要作用。但是对于感染、外伤等急性疾病，还是建议以迅速改善症状的西药为主。

（6）中医讲究辨证施治：人体是在不断变化的，这种变化性也决定了不能一种药一用到底。不去看医生，盲目服用补益类药物实在要不得。

 小贴士

　　中医、中药是我国医疗卫生体系中的一大特色和优势。请在中医指导下，合理应用中药，同时建议参考西医的意见。

（章晓燕）

92 药"越吃越多"怎么办

多病共存是老年患者的特点，很多老年人经常一吃一大把药。世界卫生组织规定，一个患者服用5种以上的药物就叫多重用药。服用5种以上的药物，药物之间相互作用的风险就会大大增加。共病老年人的多重用药很常见，应该做"减法"而不是"加法"，避免不合理用药。老年人诊治疾病的过程中，很多时候

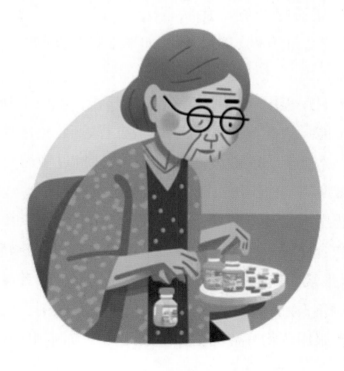

会形成"处方瀑布"现象，服用一种药物，出现副作用后，再去就诊，再加药，"处方瀑布"也是导致药物越吃越多的重要原因。老年人应始终牢记吃药可能出现药物不良事件；出现任何新的症状时，都应考虑是否与药物有关，直至证明为其他原因引起。

所有年龄的人群均可出现药物副作用，但较年长人群更易发生某些副作用。随着年龄增长，身体脂肪相对于骨骼肌的比例逐渐增加，可能导致药物分布容积增加。肝功能也随着年龄的增长而下降，即使老年人没有肾脏疾病，肾功能也会随年龄增长而自然下降，肝肾功能的减退也可能导致药物清除减少。由于药物代谢动力学（即药物的吸收、分布、代谢和排泄）和药效学（药物的生理作用）存在年龄相关变化，故很多药物在使用时需要特别谨慎。

（1）对症治疗药物，症状消失即可停用：对症治疗的药物，如退热药、止吐药、泻药等，如果症状改善或者消失，可以停药。

（2）按照疗程用药：用药治疗超过疗程，不但不利于改善病情，还有可能导致病情加重。例如，抗过敏药物连续使用不宜超过1个月，否则会导致耐药。如果应用1种抗过敏药物治疗疗效不佳时，可换用其他作用机制不同的抗过敏药物。

（3）选用固定复方制剂：很多慢病的治疗，需要不同作用机制的药物联合使用，例如，降压经常需要血管紧张素转化酶抑制剂/血管紧张素受体Ⅱ拮抗剂＋钙离子拮抗剂，或者血管紧张素转化酶抑制剂/血管紧张素受体Ⅱ拮抗剂＋利尿剂。但是这样就造成了患者服用药物片数的增加。因此，复方制剂应运而生。复方制剂具有强效、安全性较高、使用方便、依从性高、性价比高等优点。使用复方制剂，老年人服药片数可以大大减少，依从性就会增加。

（4）详细告知医生服药信息：很多人看病是去看相应专科，很多时候，患者就医时没有详细告知医生自己日常服用的治疗其他疾病的药物信息。专科医生会处方相应的药物，其实患者已经在使用类似药物了，造成重复用药。

（5）优化药物治疗：例如高血压合并高尿酸血症，降压药物选择时可以考虑使用氯沙坦，因为氯沙坦在降压的同时具有降低尿酸的作用，有利于高尿酸血症患者尿酸水平控制。不过，氯沙坦不能单独作为降尿酸的药物。

（6）选用非药物疗法：老年人的某些健康问题，可能通过改变生活方式就可解决，而无须药物治疗。有些健康问题有很多非药物的疗法，也有很好的疗效。

小贴士

　　我们建议，老年人在接受一种新的药物治疗时，需问医生几个问题：①这个药是起什么作用的？②有什么常见的副作用？③发生这些副作用怎么应对？④何时可以停用？

（章晓燕）

93　住院时吃什么东西有营养

近年来，60 岁以上的住院患者数量逐年增长。住院的老年人中，由于疾病因素、治疗期间导致的食欲减退和胃肠道症状，有一半以上存在营养风险和营养不良，进一步出现恢复不好、伤口愈合慢、住院时间延长，医疗费用增加等。因此，保证充足均衡的营养摄入对老年人的疾病恢复十分重要。但是，营养均衡要怎么吃？需要注意些什么呢？

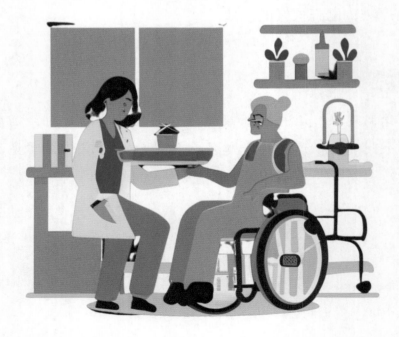

（1）摄入足量优质蛋白，品种要丰富：由于衰老导致的肌肉和内脏蛋白质的普遍流失，且存在一定的蛋白质合成抵抗，老年朋友需要比年轻人更多的蛋白质，尤其是优质蛋白，其不仅提供了人体必需的氨基酸，也能够参与蛋白质合成，增加机体抵抗力。肉类方面可选择牛、羊、鸡、猪、鱼、虾等，每天100~150克；尽可能保证每天1个鸡蛋或2个鸡蛋清；需低脂奶或奶制品300克以上；豆腐等豆制品每天可在50~100克。

（2）摄入足量碳水化合物：老年人每天50%~60%的能量应来自碳水化合物，如大米、面食、粗/杂粮、薯类等，也就是我们常说的主食。老年朋友每天主食摄入量应在200~250克，考虑到消化功能，粗/杂粮或薯类可占全部主食的1/3左右。

（3）摄入一定的维生素和矿物质：要努力做到餐餐有新鲜蔬菜，每天不应少于300克，其中深色蔬菜应该占到一半，如菠菜、胡萝卜等。每天各类新鲜水果，200~350克，种类应尽可能多。

（4）摄入足量水分：除了补充营养成分及机体必需的维生素、矿物质，老年朋友还需要及时补充水分。由于年龄的增长，我们的身体可能会失去一些调节液体水平的能力，这就意味着您的身体需要更多液体，但您可能不会感到口渴。因此，对老年朋友来说，喝水不能等到渴了才喝。

话虽如此，对于食欲较差或已经营养不足的老年人，仅靠日常膳食可能无法满足其营养需求，尤其在急性疾病住院期间，营养需求较高的情况下就亟须使用一些合适的医学营养制剂来补充营养。老年人补充营养首选口服营养补充剂，它具有符合人体生理特点、方便、安全、经济、易于吸收等特点，尤其适用于需要高能量饮食、有咀嚼和吞咽障碍、虚弱或食欲不振的老年人，以及接受手术或放、化疗的恶性肿瘤患者。全营养配方的营养制剂，虽然看起来像奶粉，但营养成分非常丰富，富含老年人所需的各种营养素、充足的热量、优质蛋白，同时富含膳食纤维。此外，对于广大老年朋友来说，口服营养补充剂还可纠正体重下降，改善营养和功能状态，减少并发症和病死率，是防治老年人营养不良的重要措施之一。

 小贴士

　　住院的老年人通常需要去做各种检查，会错过进餐时间；有些时候需要空腹检查，等待时间较长。所以，建议住院的老年朋友手边准备一些方便食品，以备上述情况。

（朱云霞）

94 住院患者需要输营养液吗

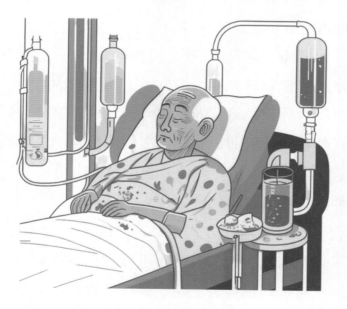

很多老年朋友常常咨询，可不可以通过"吊吊水"来增加营养，增强免疫力？关于住院老年人输营养液是不是有好处，需要具体问题具体分析。

营养输液是由静脉提供的肠外营养，作为手术前、后患者和危重患者的营养支持，主要用于胃肠道梗阻、胃肠道吸收功能障碍、重症胰腺炎等无法经口进食的老年患者。输液治疗的目的是维持人体的水盐平衡、酸碱平衡和电解质平衡，是危重患者维系生命的重要措施。

住院老年人在可以正常进食的情况下，不需要额外输注营养液，营养液所能提供的水分、能量、蛋白质、微量元素完全可以靠食物获得。需要正确安排饮食，多吃营养丰富、清淡、容易消化的食物，比如瘦猪肉、鸡肉、鱼肉等，而油腻、厚味、过热的食物要尽量少吃，还要以少量多餐方式进食，以免对脾胃造成损伤。反而，输注营养液可能会导致静脉炎、电解质紊乱、胃肠功能障碍及加重心脏负担。

另外，如果经专业临床医师、营养师评估，患者存在营养风险，可以在改善日常营养补给的方案下选择肠内营养。肠内营养是指通过胃肠营养管，将营养液输入消化道，这样可以给身体提供全面的营养物质，目前也有相当多的商品化的肠内营养制剂供广大住院老年人使用（请在专业人士指导下应用）。

有多种方法可以解决住院老年人营养不良的问题，不一定只采用静脉营养，只有治疗方式正确，才能达到改善作用。另外，如果营养不良和消化功能差有关，可以在医生指导下，适当使用益生菌或消化酶等药物促进消化。最后，提醒广大老年朋友，需要定期体检排除相关的疾病造成的营养不良。

 小贴士

提醒老年朋友，静脉滴注氨基酸可能有恶心的副作用，不一定是消化系统出现问题了，可以停药观察是否恶心消失。

（徐 俊）

95 住院患者需要注射人血白蛋白吗

　　临床常用的人血白蛋白是从健康人血液中提取、分离和制备而成的，是一种可直接注射到人体内、以白蛋白为主要成分的血液制品，用于补充血液中白蛋白的量。很多人把白蛋白当成是老年人的补药，认为白蛋白可以强身健体，增强免疫力，住院后就要求静脉滴注白蛋白。静脉滴注人血白蛋白需要严格掌握用药指征，白蛋白不是神丹妙药，不是所有疾病都适合使用。

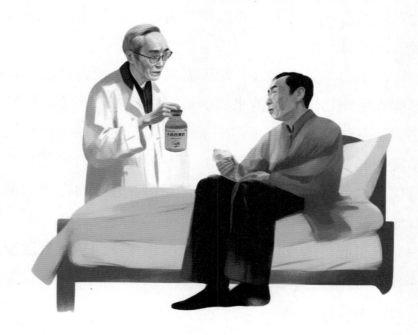

人血白蛋白主要由肝细胞合成，占血浆蛋白总量的50%~60%。在生理条件下，每天有10~15克白蛋白在循环中产生和释放。临床上老年人用得最多的情况主要是纠正低蛋白血症、肝硬化或肾病引起的胸腔积液和腹腔积液，另外，急诊情况下可以用于失血/创伤/烧伤引起的休克、脑水肿引起的颅内压升高、成人呼吸窘迫综合征等。但对于某些疾病，用了白蛋白之后没什么益处，反而有害。

（1）引起肺水肿：静脉滴注白蛋白后血浆中的蛋白质含量突然升高，可以引起血浆胶体渗透压升高，组织间隙中的水分大量流向血管内，引起循环超负荷，导致肺水肿。因此，不适合高血容量的心衰患者、严重贫血患者、肾功能不全患者。使用白蛋白时应缓慢静滴，尤其前15分钟内速度缓慢，逐渐加速至每分钟2毫升，但不能超过这个速度。

（2）组织脱水：白蛋白静滴可以引起组织脱水，如果有明显脱水者，应同时补液。

（3）白蛋白不是营养品：对于需要营养干预的患者，人血白蛋白不能作为蛋白质补充的来源。白蛋白营养并不全面，其中人体非必需氨基酸较多，而必需氨基酸缺乏。优质的蛋白补充需要含有丰富的必需氨基酸。相反，补充外源性白蛋白可能会抑制患者自身白蛋白的合成，加速其分解代谢，并且人血白蛋白的某些成分（如微量α_1酸性糖蛋白）还可使机体免疫力下降。

（4）可引起过敏反应：患者可以出现皮疹，若出现过敏，是需要停止注射该药物的。严重的过敏，在停药之后则需要服用抗过敏的药物来进行治疗。

（5）可引起输液反应：白蛋白需要静脉使用，任何静脉用药都有可能导致输液反应。患者主要表现发冷、寒战、发热，并伴有恶心、呕吐、头痛、脉快、周身不适等症状。系静脉输液时由致热原、药物、杂质、药液温度过低、药液浓度过高及输液速度过快等因素引起。所以，要从正规购买途径购买药物，输液过程中做好观察，体温监测，适当保暖。

小贴士

开启后应一次输注完毕，不得分次使用。用药以后还需要抽血化验复查，观察白蛋白恢复的情况。

（章晓燕）

 96 住院患者留置胃管有哪些利与弊

有些老年人因病住院后，由于各种原因，医生会建议留置胃管。这其中有两种情况，一种是属于抢救性质的，如消化道出血者，可以胃管留置后局部冲洗用药；肠梗阻时，留置胃管可以胃肠减压。对于老年住院患者，更多见的是为了解决营养问题。

众多研究已经证实，与营养良好的患者相比，营养不良的患

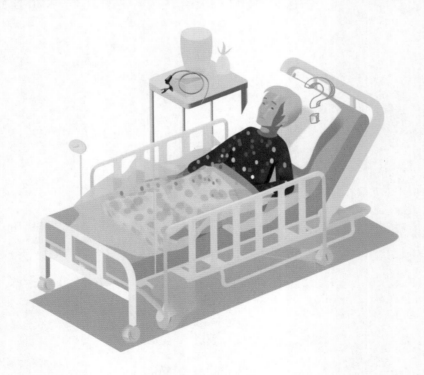

者临床结局更差，有更多的并发症和感染，医疗花费也更高。因此，营养治疗是危重患者救治过程中必不可少的治疗手段之一。

肠内营养支持是指经肠道补充热量、蛋白质、电解质、维生素、矿物质、微量元素和液体，相较于静脉补充营养而言，是营养治疗的首选，可显著降低感染性并发症发生率和死亡率，降低器官衰竭发生率和手术干预率。其中，鼻胃管作为一种简便的床旁操作技术，具有无创、简便、经济等优点，是肠内营养的首选方式。然而，鼻胃管的不规范使用也会导致相关并发症的发生，如鼻咽部刺激、溃疡、出血、导管脱出或堵塞、反流以及吸入性肺炎等。

鼻胃管留置过程非常简单，大部分在床旁置入。患者可以采用坐姿或者卧位，医生将导管插入一侧鼻孔，水平推进，当导管到达鼻咽后部时，患者可能会想要作呕，这时候需要配合医生胃管的推进做吞咽动作，最后进入胃。医师会确认导管位置，无误后则拔除引导钢丝。通常在鼻子处予以橡皮胶固定鼻胃管，防止滑脱。

鼻胃管留置的主要好处就是能够保证患者能量的摄入。很多危重症老年人，不能自主进食，或者自主进食有呛咳，或者自主进食的量不足以维持能量需求，这时就需要鼻胃管的帮助了。留置鼻胃管后可以被动进食，目前有很多肠内营养液的商品，根据不同疾病的特点，有不同的选择。有的蛋白质含量高，适合于高蛋白质需求的情况，有的是专门为糖尿病患者设计的，有利于血糖平稳，有的是已经消化好的短肽，适用于肠道没有功能或功能障碍的。尽管不同产品配方在渗透压、能量密度、蛋白质含量、电解质、维生素及微量元素等方面存在一些差异，但绝大部分配方都能保证患者每天所需的能量和维生素、微量元素。

不过，鼻胃管的存在可损害食管下段括约肌的正常功能，使患者更容易发生胃内容物反流，导致食管炎、食管狭窄、消化道出血或肺部误吸；鼻胃管通过对胃慢性刺激可造成胃炎或胃出血；导管误插到肺部并疏忽地经该导管给予药物、造影剂或肠内营养制剂，可引起肺炎，还可能导致肺脓肿；也有气管穿孔和气胸的报道。正确放置并固定这些导管，并通过影像学确认用于给药或肠内营养的导管的位置，可以帮助预防这些并发症。对于反流和误吸风险高的患者，建议抬高床头，使用鼻饲泵缓慢连续输注，也可以考虑在胃镜引导下留置鼻空肠管。导管直接进入胃下部的空肠内，可以有效减少上述并发症。

 小贴士

留置胃管属于有创性操作，需要患者家属签署知情同意书后才能进行。所有的喂养管都应定期用水冲洗以尽量减少堵塞。对于认知障碍的老年人，留置胃管后注意加强看护，防止患者拔管。

（章晓燕）

看病

97 为什么要定期复诊

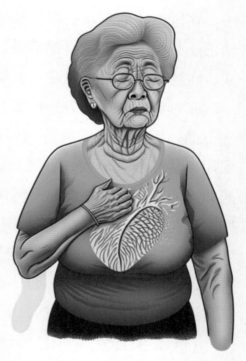

复诊非常重要，可以及时向医生反馈病情变化、用药疗效、药物副作用，方便医生及时调整治疗方案，追踪疗效。

临床工作中，我们会碰到有的患者抱怨，反正慢性病就吃这些药，为什么不能多开一些？糖尿病患者问医生为什么总让复查糖化血红蛋白？房颤的患者问医生为什么总让复查动态心电图？

我给大家举一个鲜活的例子，从这个例子中我们可以体会到复诊的重要性。朋友的一位亲戚在加拿大定居，女性，59岁，具体症状不清楚。总之需要就医，预约后经过漫长的等待，终于见到了医生，初步诊断为甲状腺功能减退，予以优甲乐每天4片口服。后续因为各种原因，没有去复诊，患者依旧谨遵医嘱，坚持吃着每天4片的优甲乐。一吃就是10个月，直到出现心慌、气促、呼吸压迫感、消瘦，体重暴降了18斤。患者此时感觉自己快要死了，无奈只能急诊就医，结果一查甲状腺功能，三碘甲状腺原氨酸、四碘甲状腺原氨酸远高于正常值，而促甲状腺激素远远低于正常值，被诊断为甲亢合并甲亢性心脏病，目前已在治疗中。因为急诊就诊，她还面临着另外一笔高昂的急诊费用。

让我们回头看看这个病例，根据患者提供的首诊时的化验单，其实也就是亚临床甲减，我们猜测医生是想处方1/4片优甲乐。在这里我们不是去做医学鉴定，不去深究到底是医生处方写错了还是患者自己没有搞清楚，药吃多了。悲剧的发生有很多因素，在这里我们重点强调一下复诊的重要性。

在本病例中，一方面由于自身原因，患者没有及时就诊，另一方面，医生可能没有特别强调必须定期抽血复查甲状腺功能。服用甲状腺相关药物，不管是优甲乐的替代治疗，还是抗甲状腺药物，必须4~6周复查，及时调整剂量，否则就会出现本来甲减吃多了药变成甲亢，或者本来甲亢吃多了药变成甲减的情况。其实，很多疾病都是如此，一定要定期随访。即使是我们常见的慢性病，高血压、糖尿病，也不是治疗方案一成不变，切忌"只配药不看病"。原因主要包括以下几点。

（1）疾病会发展变化：以糖尿病为例，需要追踪随访慢性并发症的发生。当合并出现并发症后，需要增加相应的药物，治疗方案需要调整；再比如痴呆，早期的痴呆以胆碱酯酶抑制剂治疗为主，当病情进展为中重度的时候，可以选择美金刚。

（2）疾病会复发：以肿瘤为例，原发部位的肿瘤切除后仍然有可能复发，或者远处转移，因此，即使手术后，也需要定期随访。

（3）反映药物疗效的指标有时间性：以糖尿病为例，糖化血红蛋白反映3个月血糖控制的平均水平，在空腹、餐后2小时点值血糖的基础上，结合糖化血红蛋白的测定，才能更真实地反映血糖的控制情况。所以，糖尿病患者需要每3个月复查一次糖化血红蛋白。

 小贴士

复诊、复诊、复诊，重要的事说三遍！可以在前次就诊时请医生提前开具下一次复诊需要检查的项目，通常付费后数月内这些检查都是有效的，未做的话也是可以申请退费的，待下次复诊前先完成这些检查，再去看医生。

（章晓燕）

98　如何发现潜在的健康问题

　　老年综合评估（comprehensive geriatrics assessment，CGA）可以帮助老年人发现潜在的健康问题。

　　很多老年人会参加每年一次的体检，但这个时候发现的"异

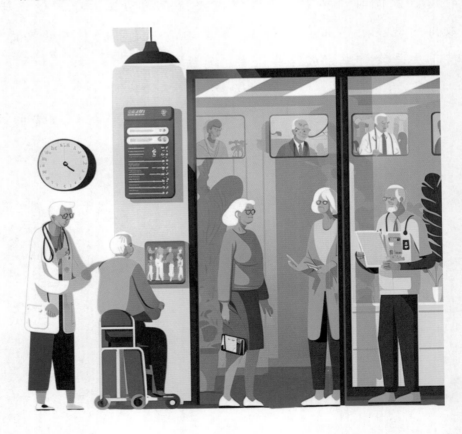

常"通常已经成为亟须解决的医疗问题了，无法发现潜在的异常。而且体检一般是身体功能的评估，不会去检查心理、认知等其他方面，无法发现老年人多维度的问题。在此我们推荐老年朋友去做老年综合评估，能全面发现自己存在的潜在问题。

CGA是现代老年医学的核心技术之一，是筛查老年综合征的有效手段，包括躯体疾病状态、机体功能、心理状态、社会支持、生活环境等方面的评估。体检的那些检查就是包括在躯体疾病状态的维度里的。CGA的目的是：①及早发现潜在的功能缺陷。②明确医疗和护理需求。③制订可行的诊疗和康复方案。④评估干预效果，预测临床结局，调整治疗方案。⑤安排老年人合理使用长期的医疗和护理服务。

我国老年专家建议，对于60岁以上的老年人，如果已经出现生活或活动自理能力下降、合并慢性病，存在滥用药物、情绪心理障碍或者社会环境问题突出，或者多次住院者，都是评估的目标人群。对于合并有严重疾病、生活不能自理的老年人以及健康的高龄老人，可以根据具体情况酌情实施。不管是在老年病房、门诊、社区或家庭，只要发生健康状况变化、功能衰退、居住环境改变、出现应激事件时，都要及时进行评估。健康老年人、疾病终末期患者以及重度痴呆、卧床失能和急症患者，不宜做CGA。

以下表格为推荐的评估项目及评估工具：

躯体功能状态评估	BADL（基本日常生活活动能力）/MBI（改良巴氏量表） IADL（工具性日常生活活动能力）/SPPB（简易体能状况量表） TUGT（计时起立–行走测试法）/6MWT（6分钟步行测试） Morse（跌倒评估量表）

（续表）

营养状态评估	NRS-2002（营养风险筛查） MNA-SF（微型营养评定法） 膳食评估
精神、心理状态评估	MMSE（简易精神状态检查） MoCA（蒙特利尔认知评估量表） GDS-4（老年抑郁初筛量表）/GDS-15（老年抑郁量表） SAS（焦虑自评量表）
衰弱评估	Frail 量表（衰弱筛查量表）/CSF-09（临床衰弱量表）
肌少症评估	人体成分测定（Inbody 或 DXA 或 BIA 等） 握力测定 日常步行速度测定 SARC-F（简易五项评估量表）
疼痛评估	VAS（视觉模拟法）/NRS（数字评定量表）
共病评估	CIRS-G（老年累积疾病评估量表）
多重用药评估	老年人不恰当用药 STOPP-START 标准 老年人不恰当用药 Beers 标准 中国老年人不恰当用药目录 MMAS-8（用药依从性）
睡眠障碍	PSQI（匹兹堡睡眠质量指数量表） AIS（阿森斯失眠量表）
尿失禁评估	ICI-Q-SF（尿失禁问卷表）
压疮评估	Braden（压疮评估）
听力及视力障碍评估	听力评估 视力/视功能评估
社会支持评估	SSRS（社会支持评定量表）

CGA 的结果可以帮助医护人员制订个体化的健康管理计划，包括营养、运动、药物治疗和心理支持等方面，以维持老年人的身体健康和生活质量。

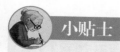

小贴士

　　CGA一般是由多学科团队在门诊、住院部或者社区进行的。需要做的老年朋友可去诊疗机构咨询，是否有CGA门诊，或者在老年病科住院后，咨询相应的医生。

（章晓燕）

99 **老年医学科/老年病科是看什么病的**

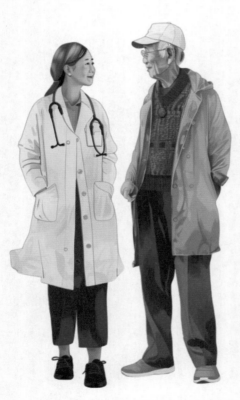

老年医学是综合性的学科，既有包括老年病各个亚学科（如神经、心血管、内分泌、骨质疏松、肾脏疾病、肿瘤、营养等）的横向疾病诊治，也包括疾病的诊断、治疗、预防、预警等各个环节的纵向诊治，是针对全部老年疾病的整体的管理，是防治一体化的体系。

（1）诊治各专科疾病：老年科医师是多面手，要掌握常见慢性病、急性病的诊治。首先，相同的疾病，老年人和成年人在诊治上具有很大差异。以糖尿病为例，对于成年糖尿病患者，我们多鼓励去减重，但是对于老年患者尤其是高龄老人，不建议这样做，因为老年人减重很可能会带来营养不良，而且体脂肪成分不一定减少，体重减轻是以肌肉减少为代价的。其次，成年糖尿病患者诊疗方案制订时不需要考虑认知功能，可以多种不同机制药物联合使用，但是老年糖尿病患者用药需要考虑尽量简化，避免认知障碍的老年人漏服或者重复用药。再次，老年糖尿病患者的血糖控制需要结合全身情况综合考虑，如果合并肿瘤或者严重痴呆预期寿命不足5年的，糖化血红蛋白控制在9%也是可以接受的，但是9%对于一个成年糖尿病患者来讲是不可以的，因为并发症的发生概率会大大增加。

（2）老年共病管理：世界卫生组织对于共病的定义是同时具有多种长期且需要持续性、多样化治疗的健康问题。通俗来讲，就是一个老年人患有多种疾病。2018年《中国老年疾病临床多中心报告》显示，近年来我国老年住院患者慢性病和共病现象尤为突出，人均患病4.68种，共病率高达91.36%。现阶段临床实践多数仍是围绕单一疾病展开。然而，多种疾病相互影响而综合形成的人体累积效应，并不是几种单一医疗决策简单叠加可以应对的。面对老年人这个共病的群体，专科医生就力不从心了。例如，年龄并不是手术的绝对禁忌，但是一个高龄老人要接受手术治疗，围手术期的管理就需要老年病科医生介入，对患者各项疾病进行全面管理、综合诊治。

（3）功能维持：老年医学科不是以疾病治愈为目的，而是以维护老年人的功能状态、提高生活质量为目标的。功能是指老年人独立完成日常生活活动的能力，它是反映老年人心身健康状态的最佳指标，也是判断老年人是否需要医疗和社会服务的重要依据，较疾病更能预测老年人对医疗和社会服务的需求。人口老龄化中最具有挑战性的问题是失能老年人的增加，这不仅影响老年人的生活质量，也给家庭和社会带来沉重的负担。目前的医疗体系仍然是以"疾病为中心"的专科单病种模式为主导，老年人因患有多种慢性病，辗转多个专科就诊，导致过度检查、多重用药、治疗冲突和医源性问题。这种传统的诊疗模式既不能满足老年人复杂医疗的需求，也不能同时解决与疾病相关的功能、心理和社会问题。因此，老年医学的首要目标不是治愈疾病，而是为老年人提供全面、合理的治疗与预防保健服务，最大限度地维持或改善患者的功能状态，提高独立生活能力和生活质量。老年人医疗服务并非单纯地为了治疗疾病和降低病死率，更是为了维持功能和延长健康预期寿命。

（4）解决多重用药问题：传统医学的概念常侧重于疾病，关注的是疾病本身，专科医生也很少会全面评估患者的用药情况。而且由于合并多器官疾病，老年患者常需辗转不同医院、多个科室就诊，普遍存在跨学科使用药物不规范、治疗矛盾等现象。

（5）发现潜在问题：老年综合评估的兴起，更强调"人"这一整体，对老年人的功能状态进行全面评估并发现问题，多学科合作，合理安排医疗和护理服务，最终实现延缓老年综合征的发生及发展，改善老年人的生活状态，提高生活质量的目的。

对于急性起病的疾病，如胸痛、腹痛等，老年朋友当然都知道需要急诊就诊，请急诊科医生做初步诊治，再分流到相应科室。但是对于慢性起病的疾病，由于在目前的西医医院中尤其是三级医疗机构中，分科越来越细，造成很多老年人就诊时非常茫然，有问题不知道该去看哪个科。另一个问题是，多种疾病需要跑多个科室就诊配药，疲惫不堪。我们的建议是，可以先去老年病科就诊，请医生帮忙诊断，聚焦问题所在，再去专科进一步诊治，接受专科更专业的诊治。遇到共病问题时，也可以到老年病科就诊，一站式服务，配齐所需的所有药物。

小贴士

很多大城市是有专门的老年病科医院的。如上海在闵行区有个1 000张床位的老年医学中心。

（章晓燕）

100 老年人要追求疾病治愈吗

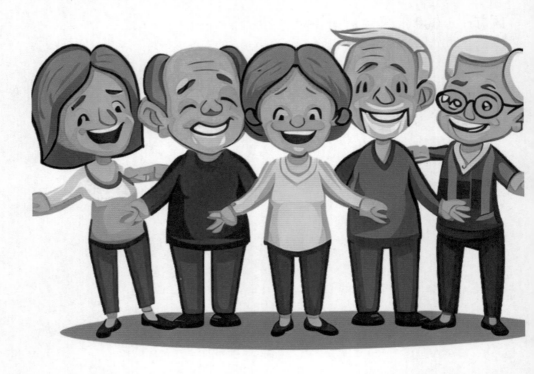

　　我们不主张老年人去追求治愈疾病，老年医学追求的目标是维护老年人的功能状态，提高老年人及其家人的生活质量。

　　我们经常会给患者举例子。一张桌子，已经用了80年，虽然表面看起来磨损了不少，但还是立得非常稳当，不影响使用，即使哪里有点小问题，修修补补即可。如果非要追求崭新的样子，给它重新打磨、刷漆，这张桌子反而可能经不起折腾，没准就散架了。这个道理就和我们老年朋友看病一样，没必要去追求每一种疾病都治愈或者控制得非常理想，有个70分、80分就够了，没必要追求100分。例如，老年糖尿病患者，追求100分的血糖控制有可能是以低血糖的风险增高为代价的！反而得不偿失。

为应对人口老龄化问题，世界卫生组织提出了健康老龄化的概念，旨在发展及维护老年人健康生活的功能发挥。功能发挥取决于老年人的内在能力、周围环境及两者之间的相互作用。内在能力是指老年人在任何时候都能够使用的全部体力和脑力的总和，包含五个维度，即运动能力、活力、认知功能、精神心理状态、感觉功能。内在能力是功能发挥的基础，将老年人功能发挥最大化是实现健康老龄化的关键。内在能力下降，老年人出现衰弱、失能、照护依赖及死亡等不良结局的风险明显增加。当老年人晚年的内在能力达到最高峰并居住在适宜的环境中时，才能过上高质量的生活，同时减轻社会的负担。

每个人是自己健康的第一责任人，健康的金钥匙掌握在自己手里，所以每一个老年人都应该从我做起，在医生的指导下去改善内在能力。老年人可以在日常生活中注意以下事项：保持良好的饮食习惯，以获得全面营养；适当锻炼，包括有氧运动、抗阻运动、柔韧性训练等；通过佩戴眼镜、施行白内障手术等改善视力，通过佩戴助听器改善听力；多动脑，参加认知训练等改善认知功能；保持心态平和，积极社交，笑口常开，有心理问题及时寻求帮助。

小贴士

　　老年人身心健康五要诀：1个目标，即身心健康；2个一点，即洒脱一点、糊涂一点；3个忘，即忘记年龄、忘记病痛、忘记烦恼；4个有，即有个爱好、有个寄托、有个陪伴、有群老友；5个要，即要放（功名利禄要放下）、要笑（心态乐观要多笑）、要动（运动锻炼要坚持）、要俏（生活自身要美化）、要叨（谈心唠叨要跟上）。

（屠友谊）